神经系统疾病综合治疗实践

主编 山茂青 韩士军 王永红 薛 坤

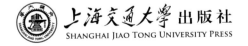

上海交通大学出版社
SHANGHAI JIAO TONG UNIVERSITY PRESS

内容提要

　　本书先介绍了神经系统影像学检查；后重点论述了神经系统感染性疾病、神经系统遗传性疾病、脑血管疾病等神经系统常见疾病的病因、临床的基本症状和体征、诊断方法、治疗措施等内容。本书有助于神经科临床医师及相关科室医务人员对疾病做出正确诊断和恰当处理，也可作为高等医学院校科研、教学及学生教材参考使用。

图书在版编目（CIP）数据

　　神经系统疾病综合治疗实践／山茂青等主编. --上海 ：上海交通大学出版社，2022.9
　　ISBN 978-7-313-26478-7

　　Ⅰ．①神… Ⅱ．①山… Ⅲ．①神经系统疾病－诊疗 Ⅳ．①R741

　　中国版本图书馆CIP数据核字（2022）第150646号

神经系统疾病综合治疗实践
SHENJING XITONG JIBING ZONGHE ZHILIAO SHIJIAN

主　　编：山茂青　韩士军　王永红　薛　坤
出版发行：上海交通大学出版社　　　　　　　　地　　址：上海市番禺路951号
邮政编码：200030　　　　　　　　　　　　　电　　话：021-64071208
印　　制：广东虎彩云印刷有限公司
开　　本：710mm×1000mm 1/16　　　　　　经　　销：全国新华书店
字　　数：218千字　　　　　　　　　　　　　印　　张：12.5
版　　次：2022年9月第1版　　　　　　　　　插　　页：2
书　　号：ISBN 978-7-313-26478-7　　　　　印　　次：2022年9月第1次印刷
定　　价：198.00元

编委会

主　编

山茂青（山东省戴庄医院）

韩士军（山东省临清市人民医院）

王永红（山东省菏泽市定陶区人民医院）

薛　坤（锦州医科大学附属第一医院）

副主编

杨　乐（山东省聊城市人民医院）

刘　康（河北省儿童医院）

李少玲（广东省佛山市顺德区伍仲珮纪念医院）

朱　玲（河北医科大学第三医院）

前言 Foreword

  神经系统是统领和协调全身各系统器官的重要部分,神经系统疾病对人们的生命和社会活动有着不可忽视的影响。随着社会经济的高速发展,人民生活水平的提高及生活方式的改变,神经系统疾病尤其是脑血管疾病等的发病率逐年增高。由于其高致残率与高致死率,神经系统疾病已严重危害人民健康与生活质量,给家庭及社会带来了沉重的负担。在这种状态下,分子生物学、细胞生物学和病理学技术及临床影像学得到了进一步的发展,一些神经系统少见和罕见病的诊断和治疗也有了新思路和新途径,这些新技术的应用不但使临床医师受益匪浅,更对神经系统某些疾病的传统观念提出了异议,这将更有利于临床诊断和治疗。为了帮助广大神经科临床医师掌握科学的诊断方法,提高临床诊断水平,了解神经科常见疾病诊疗最新进展,我们组织了在神经科工作多年的临床医师,参阅了近年来大量国内外文献和资料编写了本书。

  本书先介绍了神经系统影像学检查;后重点论述了神经系统感染性疾病、神经系统遗传性疾病、脑血管疾病等神经系统常见疾病的病因、临床的基本症状和体征、诊断方法、治疗措施等内容。本书在编写过程中,以临床实践经验为基础,充分结合学科发展现状,内容丰富,资料新颖,简明扼要,重点突出,思维严谨,针对性与实用性强,有助于神经科临床医师及相关科室医务人员对疾病做出正确诊断和恰当处理,也可作为高等医学院校科研、教学及参考书。

  本书是由多位临床医师编写而成,内容较为庞杂,体例和编写风格差异较大。另外,鉴于神经内科学发展快且书稿篇幅有限,一些新技术、新经验及新知识可能在书内未能得到详细阐述,对于本书的不足和疏漏之处,我们真诚地希望神经内科学界同仁、前辈、专家和其他读者批评指正。

《神经系统疾病综合治疗实践》编委会

2021 年 8 月

目录 ◆ Contents

第一章　神经系统影像学检查

第一节　X 线 检 查

尽管 CT 与 MRI 检查对神经精神疾病诊断有其独到之处,但其价格高,多数基层医院尚难以开展,况且其也有一定的局限性,比如空间分辨率远远不如 X 线片,尤其是对头颅骨、脊椎疾病的诊断,CT 与 MRI 远不如 X 线检查直观。而且多数 CT 片与 MRI 片又必须以 X 线片为基础进行对照分析,因此,X 线检查仍不失为神经精神疾病诊断最基本和重要的检查手段之一。

一、头颅 X 线检查

(一)正侧位片

正侧位片是最规范的头颅 X 线片。

1.后前位片

标准前后位像上岩骨与眼眶重叠,矢状缝应为一条直线与蝶骨嵴垂直,位于颅骨的正中。可观察头颅的大小、形状及颅盖骨,并可通过眼眶观察岩骨及内听道。

2.侧位片

侧位像上,蝶鞍的前床突两侧应重叠,下颌关节也应彼此重合。可观察头颅大小及形状,清楚地显示蝶鞍形态;还能看到颅前窝、颅中窝、颅后窝的关系,颅缝、血管压迹、脑回压迹及钙化松果体的位置。

3.头颅正侧位片的适应证

(1)颅脑先天发育和后天因素所致的头颅大小与外形异常。儿童头颅的增大可见于各种脑积水征、儿童佝偻病、婴儿慢性硬膜下血肿等。成人头颅的增大多见于垂体嗜酸性粒细胞腺瘤,常伴有该病的其他特征如蝶鞍的扩大、鼻旁窦扩大、颅骨增厚、枕外隆凸肥大、下颌前突等。头颅的狭小则多见于大脑发育障碍、狭颅症等。由于涉及的颅缝不同可形成各种头颅的畸形,如舟状头、尖头、短头、偏头等。

(2)颅内压增高:颅缝分裂与囟门增宽是幼儿、儿童颅内压增高的表现。成人颅内压增高会引起蝶鞍的骨质吸收和扩大。骨质变化开始于后床突和鞍背,表现为骨质疏松模糊。进一步加重时,鞍底也萎缩吸收,鞍背和后床突可完全破坏消失,扩大的蝶鞍类似鞍内肿瘤所引起的改变,但鞍背并不向后竖起,前床突和鞍结节的形态保持正常。

(3)颅内病理性钙化:脑寄生虫病、脑膜及脑的结核、脑肿瘤及某些脑部退行性病变(结节性硬化)可出现病理性钙化灶。

(4)局限性骨质破坏和增生:颅骨的局限性骨质破坏常见开放性颅脑损伤、先天性颅骨裂、多发性神经纤维瘤病、颅内上皮样囊肿、颅脑手术后及某些溶骨性的颅骨病变,如颅骨结核、炎症、转移瘤和肉芽肿等。颅骨的局限性增生见于颅骨瘤、颅骨纤维结构不良及某些成骨性的肿瘤,如颅骨血管瘤、颅骨成骨肉瘤等。

(5)颅颈交界的畸形:如扁平颅底、颅底凹陷症时,齿状突高过腭枕线 3 mm 以上。

(二)颅底片

颅底片用来观察颅底颅中窝的情况,一些颅后窝的结构如颅底的卵圆孔、棘孔、破裂孔、翼内外板和岩骨及中耳乳突均可清楚显示。内听道也经常显示较好。鼻咽癌常有颅底骨破坏。

(三)内听道片

内听道片用来观察颅后窝的情况,尤其是内听道、枕大孔和枕骨。正常人的内听道管径为4~7 mm,两侧常不完全等大,但相差不应超过 2 mm,超过此限度应提示病变存在。听神经瘤可引起病变侧内听道扩大。

(四)蝶鞍侧位片

蝶鞍侧位片用于观察蝶鞍。蝶鞍的大小因人而异,用径线测量其前后径为8~16 mm,平均11.5 mm,深度为 7~14 mm,平均 9.5 mm。老年骨萎缩时,蝶鞍的轮廓因骨质稀疏而不明显。鞍内肿瘤引起蝶鞍骨壁的压迫而使之呈球状扩大,严重时可有骨质结构的吸收破坏。鞍旁肿瘤常使一侧鞍背侵蚀而缩短,蝶鞍呈蝶形,上口较宽,前后径加大,也可伴骨质吸收破坏。

(五)视神经孔片

投射时要求患者俯卧于摄影台上,肘部弯曲。两手放于胸旁,头部转向对侧,被检测眼眶放于暗盒中心。颧骨、鼻尖和下颌隆凸部 3 点紧靠暗盒,使头部矢状面与暗盒成 53°,听鼻线与暗盒垂直。视神经孔在眼眶下方显影。视神经孔扩大见于视神经和视神经鞘的原发性或继发性肿瘤。

气脑造影和脑室造影是向脑室及蛛网膜下腔注气或碘油使之显影,然后摄前后、后前及左右侧位片,观察脑室及蛛网膜下腔,根据其大小、闭塞、变形、移位及充盈缺损等,判断有无脑萎缩、畸形蛛网膜粘连、脑占位性病变、脑积水等。

二、脊柱 X 线检查

各椎骨的椎孔相连成为椎管,脊椎由其内通过,椎管前为椎体及椎间盘,椎管后为椎板及黄韧带,两侧为椎弓根。椎管两侧相邻椎骨的椎弓切迹形成椎间孔,脊神经由此穿出。椎骨骨折、椎间盘突出、骨质增生及骨质退行性变时,常引起脊髓和脊神经损伤。脊柱前后位平片用来观察椎管的形态及椎骨骨质结构;侧位片用来观察椎管间隙和椎管的情况;斜位片用来观察椎间孔,椎间孔扩大和破坏是神经根肿瘤常见的征象。

脊椎 X 线检查主要观察脊柱的生理弯曲,椎体有无发育异常、骨质破坏、骨折、脱位、变形或骨质增生,椎弓根的形态及弓根间距有无变化,椎间孔有无扩大、椎间隙有无狭窄,椎板及棘突有无破裂或脊柱裂,脊椎横突有无破坏,椎旁有无软组织阴影。

椎管内肿瘤的 X 线表现为:①正位片表现为椎弓根距离增大;侧位片显示椎管前后径增宽。其增大和增宽的范围与肿瘤的大小密切相关。②椎体和附件的骨质改变:椎体的变形或破坏最易出现于它的后缘,呈弧形向前凹陷;附件的改变最常见于椎弓根和椎板,也可延及其他结构,表现为椎弓根变形、变薄甚至消失,椎板的吸收腐蚀等。③椎间孔的改变:表现为椎间孔的扩大或破坏,是神经根肿瘤常见征象。④椎管内异常钙化:见于少数脊膜瘤和血管母细胞瘤,表现为斑片状钙化影。⑤椎旁软组织块影:由肿瘤通过椎间孔向外生长所致。

椎体或附件的病变累及脊髓,引起脊髓压迫症。常见的 X 线表现如下。①脊椎外伤性骨折或脱位:脊椎骨折多见为椎体压缩或楔形变,可表现为椎体或附件的断裂。脱位为椎体之间位置排列的异常,可向前后或左右移位。②脊柱结核:显示椎间隙狭窄,伴相邻椎体骨质缺损,严重者可累及数个锥体,形成后凸畸形,椎旁常有梭形软组织肿胀。③脊柱先天畸形:常见的有脊柱裂、椎体分节不全和半椎体畸形。④脊柱肿瘤:以转移瘤、脊索瘤、血管瘤等多见,可出现骨质破坏和增生。良性肿瘤的破坏边界清楚、边缘常有硬化;恶性肿瘤的骨质破坏边界模糊、形态不规则,一般都不累及椎间盘。⑤脊柱退行性骨关节病及椎间盘突出病变:可见椎体、附件和关节等有增生,关节面及椎体边缘有硬化增生和骨刺形成。椎间盘突出病变包括变性或突出。椎间隙狭窄是椎间盘突出的常见征象。

颈椎病时,X线片上常常显示颈椎前凸消失或为反曲线,椎间隙变窄、骨质增生,斜位片有时可见骨刺,使椎间孔变小,颈脊神经根、椎动脉或颈髓受压而产生上肢麻木、疼痛、椎动脉供血不足及颈髓受压症状。

腰椎病时,正侧位显示腰椎侧凸,侧位片可见腰椎生理性前凸消失,病变椎间隙变窄,相邻椎体边缘有骨赘增生,使腰脊神经根受压产生下肢麻、痛等症状。

第二节　脑电图检查

脑电图是指将脑多数神经细胞活动电位或突触电位的电生理现象进行总和,导出、记录两个电极间的电位差。一般经头皮上设置的电极导出,即表面脑电图(一般所说的脑电图);也可直接由大脑皮质和脑深部所设置的电极记录电活动,分别称为皮质脑电图和深部脑电图。

一、脑电图记录法

脑多数神经细胞电现象总和在两个电极间的电位差以 $1\sim100\ \mu V$ 的振幅记录下来。电位变动的记录方法有一定的方式。

脑电图导出的方法有单极导程和双极导程两种。前者以耳垂为无关电极,显示与头皮上各处所放置的相关电极间的电位差;后者显示在头皮上的各电极间的电位差。因此,一般来说,单极导程所记录的脑电图波振幅较高。

在阅读脑电图时,要注意记录纸输送的速度及电位单位。记录纸一般以 $3\ cm/s$ 的速度输送。电位的表示有 $5\ mm=50\ \mu V$ 或 $7\ mm=50\ \mu V$。这些标志在描绘开始及终了时都要明确地记录下来。

二、脑电图分类

脑电图的电位差以振幅表示，可分为高振幅、中振幅、低振幅及平坦波。以周波数分为 α 波（8～14 Hz），β 波（14 Hz 以上），θ 波（4～8 Hz），δ 波（4 Hz 以下）。β 波又称速波，θ 波、δ 波又称慢波。其他波形还命名有棘波、尖波、棘慢波综合及突发的活动波。

棘波持续时间在 80 毫秒以内呈尖锐的波形；尖波持续在 80 毫秒以上，也呈尖锐的波形，但较棘波的振幅稍高。

三、正常脑电图

（一）正常成人脑电图

在诊断脑电图时首先要明确被检者是成人（临床脑电图定为 14 岁以上）还是小儿，因为两者在正常脑电图上有很大的差异。

正常成人脑电图 α 波（10 s × 50 μV）与速波相混。α 波主要见于顶、枕部，速波的振幅为 10～20 μV，如为 50～100 μV 则为异常。在描记脑电图时，于睁眼时记入的 α 波突然消失，而于闭眼时 α 波又出现，此现象被称为 α 波抑制，为正常的反应。这种现象不仅见于 α 波，也可见于速波，特别是老年人常见，称此为低振幅速波，为正常范围脑电图。

（二）正常小儿脑电图

总的来看，小儿脑电图周波数慢、振幅高。随着年龄的增长慢波向 α 波转化，即婴幼儿以 δ、θ 波，幼儿期以慢 α 波，学龄期以 α、θ 波为优势，到青春期（14 岁）出现成人脑电图波形。

（三）正常成人睡眠脑电图

正常成人睡眠脑电图与觉醒时脑电图不同，如果不认识睡眠脑电图，则会造成诊断上的误差。根据入睡深度的不同，脑电图会有不同的表现。刚刚入睡时脑电图出现小的细波；随着睡眠的深入，波变快，出现 α、θ 100 μV 以上的大波，多见于顶部，称为瘤波；继而于全导程出现 14 秒的速波，呈纺锤形排列，称为纺锤波；当睡眠更加深时则出现非常慢的波形，称为丘波。

（四）正常小儿睡眠脑电图

与成人脑电图相比最大的差异是在刚入睡时即出现高振幅、慢波，而成人则相反出现细波。此外，轻睡眠初期的瘤波振幅在 2～4 岁时才明显出现，轻睡眠期只见明显的纺锤波，中等度或深度睡眠时与成人无大差异。

四、脑电图诱发法

安静闭眼状态描记不出现异常脑电图,而当给予种种刺激时才出现异常脑电图,这些刺激方法即诱发法。

(一)过呼吸诱发法

过呼吸时血中二氧化碳分压低下,脑血管收缩,引起可逆性脑缺血。如有病灶存在则出现一过性异常波,主要见于小儿及一部分成人,称"增大"。此现象以额部、顶部明显,呈高振幅,α、θ波速度一过性但连续出现。在正常状态下过呼吸终止后30秒以内消失,但如持续出现30秒以上则认为是病态。

(二)睡眠诱发法

睡眠诱发法有自然睡眠法和药物诱发睡眠法两种,后者常用于小儿。睡眠诱发法的出现率为82%,较觉醒时出现的异常明显增高。

其他睡眠诱发法还有闪光刺激诱发法、戊四氮法、贝美格(美解眠)法。

五、异常脑电图

异常脑电图是指正常应该描记出的脑电图不出现,以及正常描记时所见不到的脑电图。前者称为基础波异常、非突发性异常,后者称为突发性异常。

(一)非突发性脑电图异常

周波数、振幅、持续时间与正常脑电图的基础波形相异的脑电图为称为非突发性脑电图。主要有下述4种改变,即节律变化、慢波化、速波化、振幅低下。

1.节律变化

α波振幅的递增或递减消失。振幅增大,部位差也消失称为弥散性α节律。

2.慢波化

α波周波数减少,向慢波移行称为慢波化,其原因为脑功能低下。θ波持续延长,局限于特定部位时或呈明确的非对称性,则意味病态。δ波的出现常被认为是异常的。

3.速波化

α波的周波数增加称为速波化,表示脑功能亢进。单纯速波化并不能判定脑电图是异常的,只有在伴有振幅增加时才是异常的。

4.振幅低下

α波的振幅为50μV,电位下降到20μV以下时称为振幅低下。其极限为平坦化脑电图。

(二)突发性脑电图异常

正常脑电图不出现的棘波、高振幅慢波,如在基础节律中出现时称为突发性脑电图异常。

1.棘波与尖波

棘波是指持续 20～80 毫秒短的尖锐波形,尖波指持续 80～200 毫秒较长的尖锐波形。两者的差异只是神经细胞放电周期同期化的程度不同而出现的波形,其本质为同一机制。

2.高振幅慢波

高振幅慢波见于种种病态,呈高振幅 2～7 Hz 的慢波 1～3 秒会群化出现。其特异的是 1～4 Hz 慢波群规则地出现于额部、枕部,呈间歇的节律慢波,显示脑基底部障碍。

(三)异常脑电图出现的部位及其意义

对异常脑电图要明确下述各点:①是否经常在特定部位局灶性出现(焦点性、局限性)。②是否全脑底广泛出现(泛发性)。③局限性时为两侧性或一侧性。④是否左右对称。⑤是否同期性或非同期性。⑥诱发后位相是否逆转等。

(四)不同疾病的脑电图

除癫痫外,其他疾病无特异性脑电图,但可根据疾病的特征推断出为何种疾病。

1.癫痫

癫痫的脑电图特征是以棘波为主的突发性异常脑电图。依癫痫的局限、分布样式所出现的异常波,在某种程度上有规律性。癫痫的临床分类与脑电图的所见有对应性。

2.全面性癫痫

发作时左右两半球出现对称性同期性发作波,相当于临床发作型的大发作及小发作。在发作的间歇期可出现散发性慢波或尖波,但也可为正常脑电图。

3.大发作

发作开始前全导联出现持续几秒钟的低电压速波,继而呈高振幅的脑电图。当大发作开始时,出现与强直性痉挛一致的 15～16 Hz 规律棘波,见于全导联,继而周波数下降振幅增大,痉挛向阵挛性移行。在阵挛性痉挛的脑电图,还混有节律性慢波,有时也可为棘慢波,但逐渐周波数减少。痉挛发作终止时呈平坦脑电图,其后出现慢波化,再恢复到间歇期脑电图。

4.小发作

小发作有3种类型,即纯粹小发作、肌阵挛及失张力发作。纯粹小发作时突然出现2～15秒的意识丧失,此时的脑电图呈现3 Hz的棘慢波,见于全部导联。此发作易被过呼吸或睡眠诱发,间歇期多呈正常脑电图(60%)。

5.精神运动发作

精神运动发作也称颞叶癫痫,有3种类型,即自动性发作、主观性发作及强直性焦点发作。主观性发作还包括精神发作、梦幻状态发作及钩回发作。这些类型的间歇期脑电图在颞叶前部可见棘波存在,因而一定要做睡眠脑电图检查。发作时脑电图可见规则的或不规则的慢波及平坦波形。

6.焦点发作

焦点发作是指由于外伤或占位性病变,使皮质出现局限性、表在性障碍的焦点。其中包括反射性癫痫或光源性癫痫,也有Jacksonian癫痫,这些都显示有病灶部位。

7.自主神经性发作

自主神经性发作多合并大发作,通常有自主性先兆。在临床上有自主神经的症状,如因胃痉挛而发生的剧痛。脑电图以在睡眠纺锤期出现14秒阳性棘波为特征。但是多数学者认为这种改变完全是正常的波形,也有学者认为是视丘下部癫痫,提示在间脑有病灶。

(五)脑神经外科领域所见的异常脑电图

脑神经外科领域所见的异常脑电图主要出现大的慢波及棘、尖波这两种改变。慢波主要见于肿瘤或慢性全脑功能低下时,皆为脑器质性病变;突发性出现的棘、尖波则代表癫痫类的功能障碍。

1.病变的定位

为了使病灶定位得更清楚,要注意以下4点。①位相逆转:易见于双极导联,即病灶部所放置的电极为共有的导联,脑波形对着的方向恰恰是相反的状态,即逆转导联,电极共有的部分为病灶。②左右差:虽然与病灶部位的深浅有关,但周期、振幅的左右差,对定位的决定是有意义的。当然,左右差最明显的部位是与病灶一致的。病灶位于脑表面时,在肿瘤部所导出的脑电图为平坦脑电图,肿瘤周围脑水肿区的脑电图为慢波。位于深部的肿瘤,慢波可向两侧半球投射,故可见无左右差的慢波。③懒活动:由于病变轻微,较对侧健部的周波数慢,或正常状态该出现的波形不出现的状态称为懒活动,如睡眠脑电图的纺锤波不出现。④局限的异常波:病灶浅表且有皮质破坏时,多形性S波连续地见于睡眠时。远隔性病灶(脑底部、脑干部)有时于额部或枕部出现单一节律性慢波。

2.病变所致脑障碍的程度

高度脑障碍时脑电图呈平坦化,脑死亡时脑电图完全平坦。可是,平坦脑电图并非都是脑死亡。脑障碍中度时出现慢波,轻度时出现棘波。

(六)脑血管病脑电图

慢性期脑血管病的脑电图仅仅表现慢波振幅轻度低下,也可有棘波,但多数为正常脑电图。多发性脑梗死时可见 8 秒振幅大的 α 波呈泛发性。

(七)头部外伤脑电图

头部外伤急性期在挫伤一致的部位出现慢波或全部导联慢波。经 2 周到 1 个月后急性期脑电图变化消失。依外伤的部位及程度,脑电图可完全正常,也可出现慢波、电位差及棘波。

六、脑电图的阅读及记录

(一)记录觉醒时基础节律的性状

脑电图的记录首先由基础节律开始(背景脑电图)。要记录有无最标准的 α 波、周波数、振幅、出现频度、连续性、睁闭眼对 α 波抑制是否良好。进而要记录对速波、慢波及基础节律全体的规则性、左右差的有无。

(二)对异常波及诱发法效果的记录

要记录异常波的种类、出现样式(散发性、律动性、持续性)及局在部位(泛发性、局限性)。要记录所使用的各种诱发方法及其结果。

(三)综合判定

综合判定分 3 个等级,即正常、境界和异常(轻度、中度、高度)。

七、脑死亡

脑的功能全部丧失时称为脑死亡。脑电图呈平坦化,完全看不到脑波。可是,即使头皮脑电图呈平坦化,有时对判定为可逆性还是非可逆性也会发生困难,只有判定为非可逆性平坦化脑电图时才能判定为脑死亡。因此,要反复多次描记来观察,同时要用 2～4 倍的增幅度来描记,最后判定是否为非可逆性。

第三节 计算机体层显像检查

计算机体层显像(computed tomography,CT)是 1973 年才开始应用临床诊断的新技术,它具有快速、安全、无痛苦、定位和定性准确的优点,能早期发现较小的病变。由于 CT 的应用改变了我们对某些病变的认知,如小脑、脑干出血、脑出血和脑梗死的鉴别诊断等。CT 检查完全或部分取代了既往的创伤性检查,如气脑造影、脑室造影和脑血管造影,使临床医师能够直观地看到脑室或脊髓内病变,大大提高了临床诊断的准确率。

一、颅脑 CT 检查适应证及限度

(一)颅脑损伤

CT 确定颅内血肿和脑挫裂伤比较容易且可靠。颅内血肿在急性期表现为边界清楚的均匀高密度灶,可显示血肿的位置、大小和范围,并能明确有无并发其他的颅脑损伤。依据血肿密度与形状变化可分为以下几种。

1.急性硬膜外血肿

急性硬膜外血肿表现为颅骨内板下方局限性梭形均匀高密度区,与脑表现接触缘清楚。占位表现较轻微。

2.急性硬膜下血肿

急性硬膜下血肿表现为颅骨内板下方新月形,薄层广泛的均匀高密度区。亚急性期形状不变,但多为高密度或混杂密度或等密度。等密度血肿需根据脑室与脑沟移位来确定。慢性期血肿呈低密度,也可呈等密度。

3.急性脑内血肿

急性脑内血肿表现为脑内圆形或不整形均匀高密度区,轮廓清楚,周围有脑水肿,破入脑室或蛛网膜下腔时,可见积血处高密度影。

4.脑挫裂伤

脑挫裂伤表现为边界清楚的大片低密度水肿区,区内有斑片状高密度出血灶。单纯脑挫伤只表现为低密度水肿区,边界清楚,于伤后几小时至 3 天内出现,以 12～24 小时最明显,可持续几周。

5.慢性硬膜下积液

表现为颅骨内板下方新月形或半月形近于脑脊液的低密度区。多见于额颞区,累及一侧或两侧,无或只有轻微占位表现。慢性硬膜下积液多见于脑外伤后,也可能是慢性硬膜下血肿的表现之一。

(二)脑瘤

CT 对脑瘤的定位定量诊断相当可靠,定性也优于其他方法,三、四代 CT 对直径不小于0.5 cm的病灶也能清楚显示。根据显影病灶的位置和脑室、脑池的改变容易确定肿瘤的位置,结合冠状面与矢状面的图像重建,可显示肿瘤在三维空间的位置,使定位诊断更为准确。

常见肿瘤多有典型的 CT 表现,70%～80%的患者可做出定性诊断。例如,脑膜瘤多表现为高密度、边界清楚、球形或分叶状病灶,且与颅骨或小脑幕或大脑镰相连。增强后明显强化。脑转移瘤多在皮质及皮质下区,呈小的低、高或混杂密度病灶,增强后呈环状强化或均匀强化,病灶多发对诊断意义较大。鞍上低或混杂密度病灶,有增强时多为颅咽管瘤。听神经瘤为脑桥小脑角区低或稍高密度病灶,有增强,同时可见内听道扩大与破坏。颅内肿瘤的特征性征象为瘤体周围组织广泛水肿,邻近脑结构及中线结构的偏移。位于脑中线处的肿瘤尤其是颅后窝肿瘤,即使瘤体较小也可引起中重度的脑积水征象,由于常见肿瘤有时出现不典型 CT 表现,而一些小肿瘤还可出现常见肿瘤的典型表现,致使 CT 对颅内肿瘤的定性诊断受到局限。

(三)脑血管病

1.高血压性脑内血肿

CT 表现与血肿的病期有关。新鲜血肿为边缘清楚、密度均一的高密度区。CT 值为50～70 HU。2 天后血肿周围出现水肿带。1 周后周边开始吸收密度变淡。4 周后则变成低密度的边缘整齐的软化灶。血肿好发于基底节和丘脑区,且破入脑室的概率较高。血肿破入脑室可不同程度地缓冲由血肿而引起的颅内压增高,但脑室内积血也可引起脑脊液循环梗阻,导致脑积水而使颅内压增高加重。然而由脑室内积血引起的脑积水毕竟少见。脑室内积血较脑实质血肿的吸收快而迅速,多于 1 周内完全吸收消散。

2.脑梗死

缺血性脑梗死多发生于大脑中动脉供应区,动脉主干闭塞多累及多个脑叶的皮质和髓质,呈扇形或楔形,边界不清,有占位表现。增强后出现脑回状或斑状强化。由终末小动脉闭塞引起的腔隙性脑梗死多见于基底节区和顶叶放射冠区,表现为直径小于 1 cm 的边界清楚低密度灶,无占位效应。出血性脑梗死表现为大片低密度区中出现不规则的略高密度出血斑。

3.动静脉畸形与动脉瘤

显然 CT 对动静脉畸形与动脉瘤的诊断不如 MRI 和数字减影血管造影可靠。但 CT 诊断其并发症却很准确。部分患者进行 CT 检查也可做出定性诊断。动脉瘤好发于基底动脉环或交通支动脉,平扫呈类圆形略高密度影,边界清楚,无占位效应,增强后均一明显强化。动静脉畸形多表现为不规则低密度灶中见斑点状钙化,也无占位表现,增强扫描可见明显强化和病灶周围异常强化、迂曲粗大的血管影。动脉瘤畸形破裂出血可见蛛网膜下腔、脑内或脑室积血影。

(四)脑部退行性疾病

脑部退行性疾病即脑萎缩。弥散性脑萎缩表现为脑室、池系均匀对称性扩大与脑沟、裂增宽变深。局限性脑萎缩可以单独存在,但多数为某些疾病后表现,或与某些疾病伴行。见于脑血管病性萎缩。老年性痴呆、阿尔茨海默病、Pick 病、皮质下动脉硬化性脑病等。

(五)炎症性疾病

典型脑脓肿表现为边缘密度稍高、中心密度低的病灶,增强后呈薄壁环状强化。无论脓肿大小如何及数目多少,均可表现为广泛的水肿区,部分脑肿瘤增强后征象不典型,与脑瘤不易鉴别。在急性脑炎阶段可仅表现为边缘不清的低密度区,增强后不强化,与其他类型脑炎不易鉴别。各种类型脑炎的 CT 表现无特异性,多表现为一个脑叶或数个脑叶内的局灶性低密度区,占位表现不明显,增强后不强化,其 CT 征象与脑梗死不易鉴别,应结合临床才能做出诊断。

(六)脱髓鞘疾病

本病表现为侧脑室周围白质区对称性略低密度斑,CT 值较梗死灶略高,部分可融合成片状,无占位表现,多伴程度不等的脑萎缩。此征象见于多种疾病,如皮质下动脉硬化性脑病、阿尔茨海默病、多发性硬化等。多发性硬化的低密度斑还见于基底节区、小脑半球和脑干,CT 扫描往往不能显示。

(七)其他

CT 扫描对于有形态改变的脑部病变结核病、颅内寄生虫病、蛛网膜囊肿和有脑室改变的疾病,如脑先天发育异常、脑萎缩均有诊断价值。

二、脊柱 CT 检查

(一)脊椎退行性变

病变可以发生在椎间盘间隙和两侧后椎间关节。每个椎间隙的检查范围应从上一个椎体的椎弓根起到下一个椎体的椎弓根止,扫描层面应与椎间隙平行。脊椎退行性变多见活动范围较大的腰椎和颈椎。病变脊椎可见椎体增生、椎间盘突出、后纵韧带增生骨化、黄韧带肥厚、椎后小关节增生。以腰椎退行性变最为常见。早期改变为纤维环的放射状"撕裂"。因为环尚未断裂导致一个薄弱点,该区域内的髓核向四周扩展,虽然仍包含在椎间盘的后缘内,但可向最薄弱点突出,突出部分由变薄的环和环内的髓核组成。当有一个或更多的撕裂波及椎间盘后缘时,可出现环的真正破裂,可引起附近神经的压迫。椎间盘后缘以中线偏向外侧处(后侧型突出或疝出),或正中线处(中央型)的突出和破裂最为常见,侧缘型破裂最少见。

有两类临床综合征必须明确区分:第一类是马尾压迫综合征,表现为背痛并放射至双侧下肢。疼痛在站立时加重,行走时更剧烈,令人惊讶的是神经系统检查却是阴性。当出现行走无力时,呈双侧对称,深肌腱受的抑制时也为双侧性。第二类为髓核突出引起的神经根压迫综合征,造成坐骨神经痛,可能伴有背痛。疼痛沿受累的神经根通路放射,椎间孔可能伴神经根分布区域的感觉、肌力和深肌腱反射的消失。直腿抬高征阳性和劳塞格试验阳性也提示神经根受压迫。髓核突出所压迫的常常是从破裂椎间盘的一个平面的椎间孔内发出的神经根,当突出的椎间盘碎片很大时,马尾也会受压,出现两类综合征同时存在临床征象和特征。椎间盘突出伴椎管狭窄时,临床上也会出现两类综合征合并存在的特征。

脊椎退行性变的 CT 表现有:①椎间盘后缘变形。②硬膜外脂肪移位。③硬膜外间隙中的软组织密度。④硬脊膜囊变形。⑤神经根的压迫与移位。⑥突出的髓核钙化。⑦椎间盘内或骨性椎管的"真空"现象(积气)。

(二)椎管内肿瘤

在肿瘤与非肿瘤病变之间,各种类型的肿瘤之间,有时甚至在肿瘤与正常组织之间,CT 值的测量是缺乏鉴别意义的。然而明显的密度差异对囊肿、低密度肿瘤、高密度病变或钙化的识别却很有帮助。椎管内肿瘤的钙化或骨化虽罕见,但脊柱骨质的状况对诊断却是很有帮助的,如转移性病变常有骨质破坏,而侵蚀或穿凿状改变则见于生长缓慢的膨胀性病变。髓内肿瘤的特征为脊髓节段的增宽或口径增大,髓外肿瘤则表现为脊髓的受压变形、移位,绝大多数肿瘤与周围结构无明显密度差异,即使静脉造影后也不出现选择性增强或碘浓度差异,需凭借甲糖葡胺脊髓造影辅助诊断。

(三)脊椎外伤

CT 轴面扫描图适合于诊断脊髓压迫、测定椎管的大小和椎管内有否碎片存在,常见的损伤类型为椎体的"爆裂"、椎弓断裂或崩解,椎管失去正常形态。椎管变形和椎管内游离骨碎片等会导致脊髓受压和损伤。脊髓出血可表现为密度分明的高密度区,但外伤所致的脊髓水肿并不能显示,尤应注意的是伴有退行性椎管狭窄和特发性发育异常造成的椎管狭窄的外伤,即使见不到明确的骨折征象,但脊髓损伤症状却往往较典型。这是因为本已狭窄的椎管在受到外力冲击时极易引起脊髓的间接挫裂伤。此种损伤尽管临床表现出很重的症状,然而 CT 检查却多无异常发现(损伤征象)。MRI 检查对此诊断较为可靠,这种损伤以颈椎多见。

(四)其他

脊柱和脊髓的某些先天发育畸形,脊椎结构等均在 CT 片上得到良好的显示。

由于 CT 诊断的特殊价值,已广泛应用于临床,但 CT 对直径小于1 cm的肿瘤或其他病变常不能很好地显示,在一些情况下也只能提供病变部位、大小、数目而不能确定病变的性质。

第四节 磁共振成像检查

磁共振成像(magnetic resonance imaging,MRI)是一种新的生物磁学核自旋成像技术,它于 20 世纪 70 年代中期发明,20 世纪 80 年代技术得到完善,成为医学影像诊断的重要工具。MRI 能显示人体任意断面的解剖结构,还可通过发射核的弛豫时间 T_1 及 T_2、血流扩散率和磷等反映受检器官代谢功能及生理生化信息的空间分布,对疾病的早期诊断开发了新的领域,因而发展十分迅速。

一、磁共振成像的基本原理

含单数核子的原子核如^1H、^7Li、^{13}C、^{19}F、^{23}Na等,置于均匀强磁场中,首先用特定频率的无线电波使之激发,然后它们将吸收的能量释放出来,形成射电信号。这种现象就是磁共振。磁共振成像就是在磁场中的射频辐射来产生人体的断层图像。MRI 没有特定的射线束或特别排列的探测器,对哪个剖面感兴趣,就可收集哪一剖面的数据,通过调节磁场可获得冠状面、矢状面、横截面的各种图像,使三维立体成像成为可能。

MRI 主要包括 3 个系统,即磁场、射频场和电子计算机图像重建系统,最后一种与 CT 类似,而射频场也比较简单,技术关键是主磁场系统。目前产生主磁场有 3 种方式:①永久磁铁。②电磁铁。③超导电磁铁。超导电磁铁可产生很高的磁场强度,从而作为人体多核信号成像,进行多功能诊断。

二、人体磁共振成像

人体内有大量氢原子核(质子),各组织的质子密度是不同的。正常组织的质子密度与病变组织也不同,不同质子密度可产生不同的磁共振信号,通过成像系统可测得人体组织的密度图像。人体器官图像的灰阶特点是:脂肪信号最强、最亮,呈白色;脑、脊髓、肌肉次之,为灰色;流动血流无信号,呈黑色;空气信号强度最低,呈黑色。

大量质子磁矩受外磁场影响,偏离平衡状态以后,由于与周围原子的相互作用及各种热运动,逐渐恢复到平衡状态,这个过程叫"弛豫过程"。完成此过程所需时间叫"弛豫时间"。纵向弛豫时间为 T_1,横向弛豫时间为 T_2。人体各组织 T_1 和 T_2 有较大差别;正常组织与病变组织的 T_1 和 T_2 也不相同;在肿瘤不同阶段,T_1 和 T_2 也有明显差异;这些都有助于诊断。

颅腔内的血管有血液不断流动,血液中被射频场激发的质子在其释放磁共振信号时,由于流动超出了接收线圈的接收范围即成像区域,未能收到磁共振信号,因此 MRI 显示为黑色。流空现象产生的重要因素是流速,如果流速较慢,或被激发的质子又随静脉回流到成像区,均可表现血管结构的高强度信号,如动脉瘤中的湍流现象及上矢状窦中常见的高强度信号。

三、磁共振的弥散与灌注成像

$$PI = \frac{Vs - Vd}{Vm} \qquad RI = \frac{Vs - Vd}{Vs}$$

传统的磁共振技术以静态图像为主,而弥散成像与灌注成像是磁共振的功能成像,而功能成像是目前临床影像、神经病学及心理学研究的热点。

弥散成像在神经系统中有广泛的临床应用,可用于神经束的定位研究;判断神经髓鞘的成熟程度及病理变化;在缺血性脑血管病中,可超早期发现病灶;对癫痫病灶的研究也有潜在的用途。

灌注成像技术在脑功能成像方面应用广泛。急性脑梗死的灌注成像诊断附和率远远高于常规 MRI。灌注成像脑血流定位图也可用于组织活检的定位和放射治疗(以下简称放疗)的随访。

四、神经系统疾病 MRI 诊断基础

(一)脑内血肿

急性期无显著信号强度差异,T_2 加权图像可显示血肿信号强度降低,有占位效应。亚急性和慢性期血肿信号强度增高。

(二)脑外血肿

硬膜下血肿及硬膜外血肿在不同阶段出现不同的异常信号,急性硬膜下血肿在 T_2 加权图像呈现低信号强度区,慢性阶段为高信号强度区。

(三)脑缺血

脑梗死数小时之后就可因水肿而引起信号的变化,因此 MRI 显示脑梗死优于 CT,早期缺血呈现的 T_1 加权图像为低信号,T_2 加权图像为高信号。随时间的发展,梗死软化灶呈现 T_1 和 T_2 延长。

(四)脑肿瘤

其信号强度特征与肿瘤的含水量有关,凡 T_1 和 T_2 时间延长者,在 T_1 和 T_2 加权图像上分别显示为低信号区和高信号区,但瘤内和瘤周的出血、水肿、坏死、囊变、钙化等改变,均可影响肿瘤的信号强度和特征。

(五)颅内动脉瘤和血管畸形

MRI 显示均良好,因流动血流呈现为暗黑色无信号区,故 MRI 对动脉瘤的诊断优于 CT,但肿瘤直径<1 cm 者易漏诊。MRI 不仅可显示血管畸形的位置和大小,有时还能显示其供应动脉及引流静脉。

(六)颅内感染

MRI 诊断急性期的脑膜炎时可见脑膜及脑皮质条状信号增强,脑组织广泛水肿,脑沟裂及脑室变小;经过一段时间,可见皮质及皮质下脑梗死及硬膜下积脓,脑室周围出现间质性水肿;慢性期可见交通性脑积水、脑室扩大、硬膜下积液及脑萎缩。

(七)椎管和脊髓病变

MRI 是目前检查椎管和脊髓病变的最佳手段。在矢状面 MRI 图像上,可直接地观察椎骨骨质、椎间盘、韧带和脊髓。对椎间盘后突、椎管狭窄、椎管内肿瘤或脊髓空洞症等疾病,可一目了然。颈段脊柱斜位图像可直接看到从椎间孔发出的神经根。脊柱骨折和脱位及感染也可在 MRI 图像上发现。一般认为,除价格高的缺点外,椎管病变的 MRI 是最佳诊断方法。

第五节 脑血管造影检查

无论出血性或闭塞性脑卒中,实施最有效处理的基础是搞清楚此次发病的原因。任何盲目的治疗都有可能加重患者的病情或丧失最佳的治疗时机。全面的脑血管造影就是明确诊断的最佳选择,它不仅提供直观的颈部和脑血管实时影像,而且可以充分显示从动脉到静脉整个循环过程的周期、形态、分布与走行等动态变化,使临床医师全面了解和判断脑卒中的可能原因、发病部位、病变程度,以便选择最佳的治疗方式。这也是保证查清病原不误诊和尽全力救治患者的基础。

一、脑血管造影的基础知识

(一)脑血管造影的价值

在神经介入血管内的诊断和治疗中,数字减影血管造影是最基本的基础操作,也是最常用的诊疗技术。目前,所用的血管造影机都是在计算机数字减影基础上发展起来的,因此在进行脑血管造影的同时,可以观察和准确判断造影录像中的每一个系列和每一帧图像以便从中获取有价值的信息,帮助医师进行脑血管病的鉴别和分类诊断,从而达到充分应用数字减影技术为临床服务的目的。

对于以脑梗死为代表的闭塞性脑卒中,脑血管造影更有助于明确诊断,明确造成脑梗死的栓子来源部位。例如,究竟是从近端动脉脱落而来的,还是原位动脉硬化所致的,还可以排除烟雾病的可能。更重要的是,通过全脑血管造影,可以了解有无并发脑动脉瘤或动静脉畸形等高危出血性病变。如果在不了解颅内病变特点的情况下,盲目按常规进行抗凝和溶栓治疗,势必增加继发医源性颅内出血的概率,从而增加本来可以避免的风险。

(二)适应证

凡是考虑到可能存在脑血管病变,均可行脑血管造影。目前也有利用磁共振血管成像进行诊断的,但由于脑颅底骨质的伪影干扰,以及磁共振血管成像本身成像的分辨率因素,使其准确程度受到一定限制。

由于脑血管病通常均为急性发作,而且无论是出血性或闭塞性病变,都有可能在短期内重复发作,这将进一步加剧脑神经组织的损害。对于病情较重的患者,拖延时间也可能丧失接受有效治疗的机会。因此有学者建议,只要患者的生命体征平稳,医院的相关设备和技术条件成熟并能够运行,患者或家属接受并理解存在的风险,就应尽快地实施全脑血管造影检查。其相对禁忌证为:严重的动脉硬化、心肺功能低下、重度高血压和糖尿病等。

(三)造影的时机

过去的经验认为,在脑出血的情况下,颅内压增高,病情变化大,容易在手术操作过程中发生意外,因此总是希望将病情控制在稳定阶段后再行脑血管造影,认为这样比较安全。但恰恰当颅内压持续增高后,使得脑血管内外的压力差趋于暂时平衡,即使在某种程度上减缓了继续出血的可能性,也很快由于局部血栓的溶解、机化、吸收或压力失去平衡而发生再次出血。因此在控制好全身动脉血压的情况下,积极通过数字减影血管造影寻查病因或给予紧急血管内治疗,应该是积极有效的措施。

还有的学者认为,单纯的蛛网膜下腔出血后,只要将出血控制好,病情恢复即为治愈。这种想法是极为危险的,因为脑或脊髓的蛛网膜下腔出血仅仅是脑血管病变的共同临床表现之一,并不是一种病,症状控制了并不能说明将出血的病根去除了。虽然病情可能进入了稳定期,但极有可能很快发生致命性的再次出血。

所以说,对脑卒中患者来说,最佳的血管造影时机应该是越快越好,只要患者的生命体征稳定,就可以进行。

(四)急诊造影的并发症

有学者报道,在出血性脑卒中后的急性阶段行脑血管造影,其再次出血的发生率与不行脑血管造影出血的发生率比较,没有统计学的意义。就是说不会因为脑血管造影而增加患者再次出血的概率。对于脑梗死的患者来说,脑血管造影可能会因为术中加压注射含有抗凝成分的对比剂而改善脑的循环,从而缓解病情。有学者认为,只要操作技术得当,对维持患者生命体征给予足够的重视,急诊脑血管造影是安全的。除了通常可能存在的并发症风险(如对比剂的毒性或变态反应、穿刺点局部的血肿、穿刺动脉的继发性狭窄等)外,尚未遇到过特殊的意外情况。

(五)禁忌证

(1)呼吸、心率、体温和血压等生命体征难以维持。

(2)严重的动脉硬化、糖尿病、心脏或肾衰竭。

(3)Hunt-Hess 分级进入Ⅴ级。

(4)格拉斯哥昏迷分级计分法的计分在 8 分以下。

二、脑血管造影的方法与技巧

脑血管造影穿刺置管的部位有双侧的股动脉、颈动脉、桡动脉等。由于全脑血管造影的应用最普遍,所以通常选择一侧或双侧的股动脉为穿刺点。

(一)麻醉

1.局部麻醉

适合于意识清楚,基本能够进行合作的患者。常用 1%～2%的利多卡因 5 mL进行局部麻醉,选择穿刺点后先在皮下注射 1 mL,再退至皮内注射 0.5 mL,后将剩余的利多卡因注入股动脉的外侧和背侧。

2.全身麻醉

适于意识不清、躁动而不能配合检查的患者。

(二)置鞘管和设定对比剂应用参数

依照 Edinger's 技术,常安放 4～5F 导鞘,先用猪尾造影导管在导丝辅助下,将导管头部置入主动脉弓行主动脉弓的造影,后改用普通造影管行选择性颈动脉和椎动脉造影。

严格采用非离子型对比剂,如优维显、碘海醇等。造影所用参数为以下几项。①主动脉弓:15 mL/s,总量 30 mL,压力 500 psi;②颈动脉:4～6 mL/s,总量 6～8 mL,压力300 psi;③椎动脉:2～4 mL/s,总量 4～6 mL,压力 300 psi。均使用高压注射器注入。

(三)造影的顺序

首先行主动脉弓造影。主动脉弓造影的目的是了解双侧的颈动脉和椎动脉起始部有无狭窄或闭塞,也可以明确颈动脉和椎动脉的位置有无变异,为进一步选择性插管造影提供方便。

然后更换单弯椎动脉造影管（在主动脉弓硬化、迂曲明显时改换用 Simmon 造影管），分别置入双侧的颈总动脉，投照头颅的正位和侧位像，并将投照中心对准下颌角位置，投照颈动脉分叉部的侧位像，如果有狭窄或其他问题，再补照分叉部的正位像。

完成颈动脉系统的血管像投照后，分别将造影管置入双侧的椎动脉内，投照正侧位，以了解椎动脉和基底动脉系统的血管分布和形态。

（四）造影中的特殊补充方法

在相当多的患者中，若选择性插入椎动脉比较困难，可以将导管置入锁骨下动脉内，先将同侧上臂用血压计的袖带捆扎，在压力保持在收缩压水平以上的同时做造影，可以较容易得到椎-基底动脉系统的影像。

还可以从桡动脉穿刺，直接置入 4F 或 5F 的造影管，在导丝的引导下插入椎动脉内造影。当颈动脉置管困难时，可以直接从同侧的颈总动脉穿刺进行造影。

造影结束后，逐步撤出造影管和导鞘，局部压迫止血 15 分钟后加压包扎。术后平卧 24 小时。

（五）造影注意事项

（1）术前常规静脉滴入地塞米松 5～10 mg，有消化道溃疡病史者例外。

（2）用于利多卡因麻醉的注射器应及时弃去，以避免误将残余的利多卡因注入颅内而引发癫痫大发作。

（3）在投照中调整角度和置管时可能会耽误一些时间，注意及时从造影管内回抽血液并冲洗管腔，防止误将导管头端的血栓在重复造影时随着对比剂冲入脑内，造成不必要的栓塞。

（4）在老年患者中，由于全身的动脉硬化和血管狭窄，直接插造影管较为困难，最好在导丝的辅助下，通过透视监测插管，以避免误将导管送入沿途的肾动脉或肝动脉内，而可能导致的不必要脏器损伤。同样，在撤出各种造影管，特别是撤出猪尾造影管时，需要先将导丝送出造影管的顶端，然后自穿刺点拔出导管，以防止导管的头端划伤血管内膜。

（5）在压迫止血时，最好不要用掌根或肘部压迫，因为这种动作压迫范围过大，容易造成局部的动脉狭窄，特别是在儿童患者中更须引起重视。有学者建议，应该用示指和中指准确的压迫导管进入股动脉的部位，同时触摸并保证足背动脉搏动不受影响。

第六节　经颅多普勒超声检查

经颅多普勒超声(transcranial doppler,TCD)是利用超声波的多普勒效应来研究脑底大血管及其分支的血流动力学的一门新技术。国外于 1982 年由挪威 Aaslid 等首推,国内 1988 年陆续引进。由于 TCD 能无创伤性地穿透颅骨,直接获得颅内动脉,包括大脑动脉环的血流动态信息,在诊断脑血管病、研究脑循环有独特的使用价值。

一、TCD 应用范围

(1)诊断颅底大血管狭窄、闭塞性病变及治疗前后随访对照。

(2)诊断脑血管痉挛发生的时间、部位和程度,指导治疗。

(3)诊断脑动脉硬化,了解其程度,评价脑供血。

(4)诊断颅内动静脉畸形、颈内动脉海绵窦瘘的部位,供养血管、手术前后的评价等。

(5)诊断颅内大动脉瘤,判定病变部位。

(6)诊断脑血管功能性疾病,如偏头痛、眩晕、血管性头痛等。

(7)诊断缺血性脑血管疾病及各种疾病引起的脑供血不足。

(8)诊断锁骨下动脉盗血综合征。

(9)诊断颅内压增高及脑死亡。

(10)脑血管外科手术前后的评价。

(11)对任何可能影响脑血流的治疗方法进行监测。

(12)栓子监测。

(13)脑血管的自动调节功能评价。

(14)了解大脑动脉环是否完整及其代偿功能。

(15)病理生理的研究:观察和研究不同生理和病理条件下血压、二氧化碳分压、氧分压、颅内压等对脑血流的影响。

二、对 TCD 技术的评价

TCD 技术在国内的应用已有很多年,由于它具有简便、快速、无创伤、易重复、可监测等特点而迅速发展,不论是用于临床诊断,还是用于科学研究,都有较高的实用价值。它可与数字减影血管造影、磁共振血管成像、CT 血管成像相辅相成,相互弥补。它可以提供这些影像学检查所不能得到的重要的血流动力学资料。当然,TCD 技术也还存在许多有待解决的问题,TCD 主要检测指标之一是血流速度,而缺乏相应的管径,因此,不能计算出局部血流量。另外,影响脑血流的因素很多,如心脏、主动脉、颈内动脉、脑底大动脉、脑内的中、小动脉及全身情况,因此,必须密切结合临床分析其结果,做出综合性评价。

三、脑血管解剖

(一)脑动脉系统

脑动脉系统由颈内动脉系统和椎-基底动脉系统构成。两个系统的供血范围大致划分为:以小脑幕为界,幕上部分基本由颈内动脉系统供血,幕下部分基本由椎-基底动脉系统供血;或以顶枕裂为界,脑前 3/5 即大脑前都及部分间脑由颈内动脉系统系统供血,脑后 2/5,包括颞叶和间脑一部分、枕叶、小脑和脑干由椎-基底动脉供血。左颈总动脉发自主动脉弓,右颈总动脉发自无名动脉,两条椎动脉分别起源左右锁骨下动脉。大脑动脉环由双侧颈内动脉与椎-基底动脉及其主干分支所构成。脑底动脉的中膜内含有大量的平滑肌,在一定程度上可根据生理需要适当地调节血液供应,TCD 技术所能探测到的颅内动脉主要是这些动脉及其分支。

(二)颈动脉系统

1.颈动脉颈段

约在第 4 颈椎水平、下颌角下方、甲状软骨上缘处,颈总动脉分为颈内和颈外动脉。这一分叉位置的高度可有一定变异,根据颈内动脉的走行,可将其看作是颈总动脉的直接延续,颈内动脉初居颈外动脉后外方,继而转到其后内侧,沿咽侧壁上升至颅底,这部分颈内动脉称为颈内动脉颈段,此段动脉无分叉,起始都呈棱形膨大称为颈动脉窦。

颈外动脉与颈内动脉不同,自颈总动脉分出后,发出甲状腺上动脉、面动脉、舌动脉、咽升动脉、耳后动脉、枕动脉、颞浅动脉等。颈内动脉闭塞后,颈外动脉可成为脑部侧支循环来源之一。

2.颈内动脉颅内段

颈内动脉达颅底进入颞骨岩部颈动脉管后移行为颅内部分,按其走行分为4 段,即岩骨段、海绵窦段、床突上段和终末段。其海绵窦段和床突上段又称虹吸段。颈内动脉颅内段与颈段的不同点在于各段走行的弯曲,具有分支。因此,

TCD探测时可出现双向或多向血流频谱。

3.颈内动脉主要分支

(1)眼动脉:一般自颈内动脉内侧面发出,与视神经伴行经视神经孔入眶。颈内动脉闭塞时,颈外动脉也可通过眼动脉提供侧支血流。

(2)后交通动脉:起始于颈内动脉床突上段后壁,向后连于椎-基底动脉系统的大脑后动脉。后交通动脉的血流方向主要取决于大脑后动脉和颈内动脉的压力。

(3)大脑前动脉:在视交叉外侧由颈内动脉发出,左右大脑前动脉由一横支交通,为侧支血流的重要途径。

(4)大脑中动脉:是颈内动脉的直接延续,自发出后以水平方向在外侧裂内沿脑岛表面往后行,然后再折向外侧至皮质表面,沿途发出分支。

(三)椎-基底动脉系统

两侧椎动脉起自锁骨下动脉,发出后不久即穿经第6至第1颈椎横突孔向上行走,绕寰椎上关节突后方,向前内突穿过硬膜,经枕骨大孔进入颅后窝,然后于延髓腹侧面向前内行走。至脑桥下缘,左右椎动脉汇合成一条基底动脉。椎动脉颅内段主要分支有脑膜支,脊髓前、后动脉,小脑后下动脉。基底动脉位于脑干的脑桥基底沟内,主要分支有脑桥支、内听动脉、小脑前下动脉、小脑上动脉和大脑后动脉。椎-基底动脉系统的变异较多见,应予以重视。

(四)大脑动脉环及侧支循环

在正常情况下,来自两侧颈内动脉和椎动脉的血液各有其供血区,互不相混,当供应脑的4支动脉中的一支动脉慢慢发生闭塞时,而动脉环又发育良好时,则血液可通过此环而重新分配,建立新的平衡。动脉环有许多变异、发育不全等,异常率较高,且最常发生在动脉环的后部。

其他脑动脉侧支循环有颈内动脉与颈外动脉间的吻合、椎-基底动脉与颈外动脉间的吻合及脑与脑膜动脉间的吻合等。

四、检查方法

(一)颈总动脉和颈内、外动脉近端

患者仰卧,头置正位,在锁骨上缘、胸锁乳突肌下内侧触及颈总动脉搏动,沿其走行方向,用4MHz探头,尽可能将超声束与血管走行方向保持45°的位置进行探测,正常情况下对颈总动脉及颈内、外动脉检测不困难,因其频谱形态和声频有明显区别。

(二)颅内血管

1.颞窗

颞窗为探测脑底动脉的主要窗口,探测时患者取仰卧位或侧卧位,用 2 MHz 探头,置于颧弓之上,耳屏和眶外缘之间,成人通常将起始深度调至 50 mm,寻找大脑中动脉,小儿酌减。经颞窗可探测到大脑中动脉,大脑前动脉,大脑后动脉的交通前、后段及颈内动脉终末段。颞窗的检出率与年龄、性别等因素有关,老年人、女性肥胖者较难检测。

2.枕骨大孔窗

枕骨大孔窗为天然的颅孔,探测时患者取坐位或侧卧位,头前倾,颈屈曲,探头置于颈项中线,声束对准枕骨大孔区,经枕窗可探测椎动脉颅内段、小脑后下动脉、基底动脉。此窗检出率为 $99\%\sim100\%$。

3.眶窗

受检者取仰卧位,两眼闭合,探头轻置于眼睑上,声束对准眶后视神经孔,眶上裂,与矢状面夹角 $<15°$,可探测同侧眼动脉、颈内动脉虹吸段,此窗检出率达 100%。

此外,有额上窗和前囟窗,主要适用于新生儿和 1 岁以下的小儿。

脑底动脉的识别在很大程度上取决于操作者有丰富的脑血管解剖知识和实践经验。一般根据超声探头位置、声束角度、取样深度、血流方向、信号的音频特点和颈总动脉压迫试验,区别多普勒来自哪条血管并不困难,但不能忽略某些血管的变异和病变时的侧支通道。

五、TCD 检测指标

(一)频谱形态

血流频谱的波动与心动周期基本一致。在心动周期开始时,首先出现一陡直上升的曲线称为上升支,达顶点形成频谱图中的最高峰称收缩峰 1(SP1),高峰后以较缓斜度下降的曲线称为下降支。约在下降支的上 2/3 处常有一向上凸曲线称收缩峰 2(SP2),当下降支出现第 3 个明显的回升切迹时称为舒张峰(DP)。正常健康成人 SP1>SP2>DP,三峰清晰,外层包络线光整,上升支陡直,可见频窗存在。某些病变情况下,SP1 和 SP2 触合,或 SP2>SP1,频窗消失,出现湍流。上升支时间延长,外层包络线毛糙,是由动脉壁顺应性减退或血管狭窄等病变引起。

(二)血流速度(V)

血流速度随年龄变化各异,5～6 岁时血流速度达一生中最高值,之后随年龄的增长而逐渐下降,16 岁左右基本接近成人,血流速度分收缩期流速(V_s),舒张期流速(V_d),或平均流速(V_m),一般成人大脑中动脉 V_m 在 50～90 cm/s,大脑前动脉 V_m 45～85 cm/s,大脑后动脉 V_m 30～60 cm/s,基底动脉、椎动脉 V_m 30～55 cm/s,小脑后下动脉 V_m 25～55 cm/s,血流速度减慢多见于血管狭窄的前后段、脑梗死、脑动脉硬化症、各种原因引起的脑供血不足、频发早搏、脑内盗血、各种脑病等。血流速度增快则见于狭窄段血管、代偿性流速增快、血管痉挛、缺氧后血管麻痹、过度灌注、血管收缩状态、动静脉畸形、感染、甲状腺功能亢进、贫血等。

(三)脉动指数和阻力指数

上述两种指数均是反应血管顺应性的指标,也就是血管阻力的大小和弹性扩张的程度。当外周阻力增大、动脉弹性减弱、血流量减少时,脉动指数和阻力指数增高。正常脉动指数为 0.56～0.96。小孩、新生儿和 60 岁的老年人,脉动指数呈生理性增高。病理性脉动指数增高主要见于脑动脉硬化、颅内压增高、动脉瘤等,而脉动指数降低则多见于动静脉畸形、颈内动脉海绵窦瘘、重度血管狭窄或狭窄后血流、过度灌注、大动脉炎等。

(四)血流方向

血液沿一定路径流动,当血流朝向探头时呈正向频移,否则为负向频移。如大脑中动脉主干应为正向频移,大脑前动脉为负向频移。当血流方向改变时,提示有血管狭窄或闭塞、侧支循环或脑内盗血现象。

(五)音频信号

正常血液以层流形式流动,其音频信号呈平滑哨笛样声音,由于某种原因造成血管腔径较大改变时,会使血流紊乱,产生粗糙杂音。

(六)脑底动脉血流速度排列

按动脉流速的高低,正常排列为大脑中动脉＞大脑前动脉＞大脑后动脉＞基底动脉＞椎动脉＞小脑后下动脉＞眼动脉。当排列顺序颠倒时,除了考虑血流速度不对称和先天血管变异外,还应注意探测对侧是否有狭窄的血管存在,排除代偿性流速增高。

(七)左右两侧相应动脉的对称性

一般左右两侧相应动脉流速非对称值应＜20 cm/s。颈内动脉颅外段和椎动脉<15 cm/s,不对称多见于偏头痛和血管狭窄性病变。

(八)其他比值

(1)大脑中动脉：小脑后下动脉正常比值为 2.5：1,如>3：1 应视为异常,如>6：1 多为血管痉挛或血管狭窄等病变引起。

(2)收缩峰与舒张峰的比值,正常为 3：2 或 2：1,>3：2 或<2：1 均为异常。

六、功能试验

(一)颈总动脉压迫试验

(1)用于进一步区分脑底动脉,了解生理或病理状态下大脑动脉环的侧支循环功能。

(2)了解脑血管的自动调节功能。

(3)有助于动静脉畸形、动脉瘤等病变血管的鉴别。

(4)为颈动脉手术效果的评价提供客观依据。

(二)转颈试验

(1)用于椎-基底动脉疾病及颈椎病的辅助诊断。

(2)评价脑血管的代偿能力。

(三)过度换气和二氧化碳吸入试验

(1)评价脑血管舒缩反应能力。

(2)区分脑动静脉畸形的供养血管。

七、TCD 的临床应用

(一)脑底动脉狭窄和闭塞

引起脑底动脉狭窄和闭塞的病因很复杂,最常见的病因是脑动脉粥样硬化、脑血栓形成和脑栓塞,其他病因有脑动脉炎、先天性血管畸形、外伤、肿瘤、手术损伤、结缔组织病等。TCD 对脑底动脉狭窄和闭塞的诊断率较高,其特征有以下几点。

(1)狭窄段的血流速度异常增快,脉动指数降低。

(2)狭窄近端和远端的流速较狭窄段降低。

(3)当狭窄程度>90%时,流速减慢消失。

(4)侧支循环效应,表现为血流方向逆转。

(5)频谱异常,出现频谱充填、湍流。

(6)可闻及血管杂音。

(二)脑血管痉挛

常见的病因有脑蛛网膜下腔出血、脑出血、高血压脑病、重症颅脑损伤后、颅内感染、头面部感染、偏头痛及颅脑手术后等。由于血管管腔的横截面积与血流速度成反比,故用 TCD 技术测量血流速度,可间接测定血管痉挛的范围及程度,TCD 表现有以下几点。

(1)血流速度增快,多表现为多支血管流速增快,呈非节段性。轻度痉挛 V_m 90~140 cm/s,中度痉挛 V_m 140~200 cm/s,重度痉挛 V_m>200 cm/s。

(2)频谱异常,可出现湍流现象。

(3)大脑中动脉∶小脑后下动脉比值>3∶1。

(4)脉动指数降低。

(5)当病因控制后,血流速度可恢复正常。

(三)脑动静脉畸形

由于动静脉直接短路、供血动脉管腔内压力降低、血流阻力降低、流速增快,TCD 表现为以下几点。

(1)供血动脉流速增快。

(2)供血动脉搏动指数明显降低。

(3)呈低阻力型频谱,似静脉样伴频谱充填。

(4)二氧化碳分压反应试验和压颈试验血管反应性降低或消失。

(5)脑内盗血现象由于畸形血管阻力降低,导致供应正常脑组织区域的血液向畸形血管中灌注,可出现流速增快和血流方向逆转。

(四)颈内动脉海绵窦瘘

颈内动脉海绵窦瘘是指颈内动脉和海绵窦之间形成异常的动脉海绵窦沟通,TCD 诊断为以下几点。

(1)病侧颈内动脉及瘘口下端流速明显增快,而瘘口上端流速降低。

(2)搏动指数明显降低。

(3)频谱波形紊乱,波峰融合,包络线不清晰,呈毛刺样。

(4)可闻及血管杂音。

(5)压迫同侧颈总动脉,紊乱的频谱及杂音均消失,压迫对侧颈总动脉则无变化。

(6)经眼眶可测及粗大眼上静脉。

（五）动脉瘤

动脉瘤是颅内动脉壁上异常膨出的部分，瘤体大多很小，直径在 1 cm 以下，TCD 检测阳性率较低，若为巨大动脉瘤时典型的 TCD 改变有以下几点。

(1)瘤体内呈高阻力低流速频谱。

(2)脉动指数明显增高。

(3)收缩峰呈锯齿样改变。

(4)可闻及水泡样血管杂音。

（六）偏头痛

偏头痛为周期性发作性神经-血管功能障碍，以反复发作的偏侧或双侧头痛为特征，间歇期正常，TCD 表现有以下几点。

(1)多见于两侧或单侧大脑中动脉或前动脉流速轻到中度增快，或全脑流速轻度增快。

(2)两侧流速可不对称，差值＞20 cm/s。

(3)脉动指数及频谱形态均正常。

（七）脑动脉硬化症

脑动脉硬化症是指供应脑组织血液的小动脉内皮下平滑肌纤维发生玻璃样变性，或小动脉内皮下出现纤维素样变性，动脉内膜增厚致血管管腔变窄，血管阻力增大，血流量减少，从而引起慢性缺血性脑功能障碍。TCD 特征为以下几点。

(1)频谱波形异常：可表现为转折波，波峰融合呈平顶状，波幅降低。也可呈陡直的高阻力波形。

(2)脉动指数增高：当血管弹性严重减退和外周阻力极度增加时，脉动指数明显增高。

(3)血流速度减慢：当为动脉硬化晚期，血管阻力增大，脑灌注减少时，血流速度减慢。

(4)对二氧化碳的反应性降低。

（八）颅内压增高

颅内压增高常见的病因有颅内占位性病变、炎性病变、血管性病变、外伤性疾病、全身性疾病等。由于颅内压增高的程度不同，TCD 频谱改变也不同，主要表现为以下几点。

（1）高阻力型频谱，因颅内压增高、血管外周阻力增大，收缩期流速及舒张期流速均降低，以后者明显。收缩峰值与舒张峰的比值＞2∶1。

（2）脉动指数明显增高。

（3）平均血流速度减慢。

（4）无血流：当颅内压高于动脉压时，收缩期及舒张期血流信号均消失。

（九）脑死亡

快速、准确地判断脑循环停止和脑死亡的全过程，TCD有肯定价值。

（1）平均流速减慢，以舒张期流速减慢最明显，V_m 为 20 cm/s 以下。

（2）呈极高阻力频谱，收缩期为正向，舒张峰为负向，即震荡血流、来去血流。当颅内压进一步增高，收缩期波形呈钉尖状，舒张期血流信号消失。

（3）脉动指数极高或因无舒张期血流而不显示。

（4）无血流信号，频谱图零位线上、下均无血流信号。

第二章　神经系统感染性疾病

第一节　脑囊虫病

囊虫病又称猪囊尾蚴病,是猪带状绦虫蚴虫(囊尾蚴)寄生于人体导致寄生虫病。囊虫寄生于脑内称为脑囊虫病,占囊虫病的 $50\%\sim70\%$,是人类严重的脑疾病,导致颅内压增高、癫痫发作及智能衰退等,严重者致死。囊虫病在拉丁美洲、非洲和亚洲一些地区,包括印度、中国、韩国及印尼等国是地方性流行病,大多数欧洲、北美洲和大洋洲国家,亚洲及非洲一些国家很少见,但这些国家也可发生进口患者。本病主要流行于我国的东北、华北、西北和山东一带,是最常见的中枢神经系统寄生虫感染,也是东北地区症状性癫痫常见的病因之一。首都医学院宣武医院曾经收集数万例脑囊虫病患者的资料并进行严格的临床流行病学研究,在国际上产生较大的影响,魏岗之教授系统地指导了这些研究。

一、病因及发病机制

人是猪带绦虫(有钩绦虫)的终末宿主,猪带绦虫病患者是囊虫病唯一的传染源。传播途径有自体感染和异体感染两种形式,常见传播途径是摄入虫卵污染的食物,或不良卫生习惯使虫卵摄入体内;少见的传播途径是肛-口转移形成自身感染或绦虫节片逆行入胃,虫卵进入十二指肠内孵化逸出六钩蚴,蚴虫经血液循环分布全身并发育成囊尾蚴,不少囊尾蚴寄生在脑内。食用受感染的猪肉一般不能感染囊尾蚴,但可引起绦虫感染。

囊虫临床表现和病理变化因囊虫寄生部位、数目、死活及局部组织反应程度而异,中枢神经系统的囊虫主要寄生于大脑皮质,病灶多发生在灰质、白质交界处,是临床癫痫发作的病理基础。囊尾蚴囊液中含有较高浓度的异体蛋白,虫体溶解后释放并进入脑组织而产生明显的炎症反应,导致局部脓肿并在脑内形成石灰小体。寄生于第四脑室或脑室系统的带蒂囊虫结节可引起脑室活瓣性阻塞,导致脑积水;寄生于软脑膜引起蛛网膜炎;寄生于颅底的葡萄状囊虫易破裂引起囊虫性脑膜炎;炎症性脑膜粘连造成第四脑室正中孔与侧孔阻塞,发生脑积水,也可出现交通性脑积水。颅内大量囊虫寄生或脑积水均可引起颅内压增高。

颅内寄生囊尾蚴可破坏脑组织防御功能完整性,对乙型脑炎易感。尸检发现约1/3的乙型脑炎患者合并脑囊虫病,尸检发现其他疾病合并脑囊虫病仅0.04%～0.46%。

二、病理

脑组织寄生的典型包囊大小为5～10 mm,有薄壁包膜或多个囊腔,由数百个囊尾蚴组成的粟粒样包囊在儿童最常见。脑膜包囊可导致脑脊液淋巴细胞持续性增多,脑实质包囊内存活的蚴虫很少引起炎症反应,通常在蚴虫死后才出现明显炎症反应,同时表现相应临床症状。

三、临床表现

脑组织内的囊虫病灶广泛播散性和随机性分布,使临床表现复杂多变。首都医学院宣武医院总结了近15年诊治2 600例脑囊虫病患者的表现,精神症状和智能下降占14%,颅内压增高62.1%,脑脊液炎症改变8.1%,发热34例,脑膜刺激征9例。本病常见癫痫发作,颅内压增高导致头痛和视盘水肿、脑膜炎症状和体征等。目前国内脑囊虫病临床分型尚无统一标准,以下分型可供参考。

(一)根据临床症状与病变部位综合分型

1.癫痫型

约占脑囊虫病的34%,囊虫主要寄生在大脑皮质,癫痫发作为主要表现,发作形式与囊虫寄生部位有关,同一患者可有多种发作形式。通常神经系统局灶体征较少。临床分析表明,脑囊虫病以癫痫为首发症状者约占50%,70%以上的脑囊虫患者发生癫痫,癫痫是许多患者主要或唯一的临床表现。

2.颅内高压型

约占脑囊虫病的47.7%,通常因脑皮质和白质寄生大量囊虫,引起严重脑水肿,表现头痛、呕吐、视盘水肿和意识障碍,多数患者颅内压增高可呈缓解与复发,弥漫性脑水肿可随时发生脑疝。视盘水肿随颅内压波动,不能单纯依据视盘水肿消长判定疗效。

3.脑膜炎型

囊虫主要寄生于脑蛛网膜下腔、皮质浅表部、软脑膜和脑池中,表现脑膜炎或脑膜脑炎,或蛛网膜粘连引起的梗阻性脑积水、脑神经受累。临床可因病程长、反复迁延,误诊为结核性脑膜炎。

4.脑室型

约占脑囊虫病的7%,囊虫寄生于脑室内,第四脑室内囊虫最多,占60%～80%,其次为侧脑室,第三脑室及中脑导水管少见。脑室内囊虫一般为单发,多发少见。囊虫漂浮于脑室脑脊液或黏附于脑室壁和脉络丛,阻碍脑脊液环流和吸收,第四脑室囊虫突然阻塞正中孔使脑脊液环流受阻,颅内压突然增高,引起突发性头痛、眩晕、呕吐、眼球震颤和意识障碍等,称为布龙征。

5.混合型

大量囊虫寄生于脑内各个部位,脑实质广泛受累出现癫痫发作,精神症状(如幻觉、迫害妄想)和智力减退,颅底蛛网膜粘连引起颅内压增高、脑积水和脑神经受损等。

(二)单纯根据病变部位分型

1.脑实质型

临床症状与包囊位置有密切关系,皮质包囊引起部分性或全面性痫性发作,突然或缓慢出现偏瘫、感觉缺失、偏盲和失语等。小脑包囊可引起共济失调,少数患者血管受损可引发卒中。极少数患者额、颞叶分布许多包囊可发生痴呆。感染初期发生急性弥漫性脑炎,引起意识障碍罕见。

2.蛛网膜型

脑膜包囊破裂或死亡引起头痛、交通性脑积水和脑膜炎等,包囊在基底池转化为葡萄状后不断扩大,引起阻塞性脑积水,脊髓蛛网膜受累引起蛛网膜炎和蛛网膜下腔完全阻塞。

3.脑室型

第四脑室内包囊可形成球状活瓣,突然阻塞正中孔导致布龙征,少数患者无任何前驱症状突然死亡。常见蛛网膜下腔粘连引起阻塞性脑积水。

4.脊髓型

非常罕见,在颈胸段出现髓外硬膜外损害。

四、辅助检查

(一)脑脊液检查

颅内压正常或轻度增高,淋巴细胞增多,嗜酸性粒细胞增多,严重脑膜炎患者细胞数明显增多,蛋白质含量升高,糖含量降低。

（二）免疫学检查

常用酶联免疫吸附试验和免疫印迹法检测囊虫抗体，也可用补体结合实验、间接血凝等。用猪带绦虫提取和纯化糖蛋白抗原检测猪绦虫抗体较可靠，文献报道脑内 2 个以上增强病灶的特异性接近 100％，敏感性 94％～98％，单个病灶阳性率不到 50％，只有钙化灶敏感性较低。魏岗之等用糖蛋白抗原血清酶联免疫电泳转印技术诊断脑囊虫病，血清特异性 93％，敏感性 98％；脑脊液均为90％，脑脊液敏感性较血清低。酶联免疫吸附试验检测血清囊虫抗体在流行区被广泛应用，最近研究证明有大量假阳性及假阴性结果，脑实质囊虫或非活动性囊虫可出现假阴性，其他肠虫感染可出现假阳性；酶联免疫吸附试验检测脑脊液囊虫抗体特异性较好，达 95％，敏感性为 87％。

（三）神经影像学检查

CT 可见脑实质内直径＜1 cm 低密度包囊，有时发现囊尾蚴头节影，脑积水、脑室扩大及阻塞部位；可见弥散性或环形增强，周围炎性水肿为环形增强带，常见幕上多发钙化点（图 2-1）。MRI 在 T_1WI 显示包囊为边界清楚低信号，T_2WI 高信号（图 2-2）。

在 T_1WI 和 T_2WI 横轴位的大脑皮质、皮质下和白质区均可见数个散在的大小为 0.5～1.5 cm 的囊虫病灶，周围无细胞水肿和组织破坏（双侧额、顶叶可见多发的、大小不一的结节状 T_1 低信号、T_2 高信号，有的可见囊腔内有头节、偏小，周围未见明显水肿）。

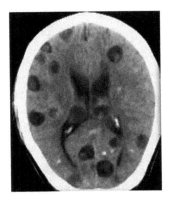

图 2-1　脑囊虫病患者的 CT 检查

显示双侧顶叶多个环形高密度结节病灶，中间呈等密度影，周围见稍低密度水肿带

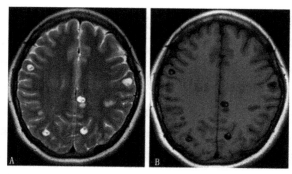

图 2-2　脑囊虫病患者 MRI 检查

(四)皮下结节病理活检

可确诊囊虫,为脑囊虫病诊断提供重要依据。

五、诊断及鉴别诊断

(1)诊断:在流行病区居住,有食痘猪肉史或肠绦虫病史,不明原因癫痫发作、脑膜炎、颅内压增高或智力减退等,查体皮下扪及硬的圆形或椭圆形结节,应考虑脑囊虫病可能。血清囊虫抗体试验、皮下结节活检和头部 CT、MRI 检查有助于诊断。

(2)2000 年 8 月在秘鲁利马举行的研讨会上,专家小组对脑囊虫病诊断提出更严密修订标准,包括绝对标准、主要标准、辅助标准及流行病学标准等。

绝对标准是脑囊虫病确诊标准;主要标准是高度提示诊断,但不能单独证实诊断;辅助标准是该病常见但并非特异性表现;流行病学标准是支持该病诊断的间接证据。根据以上标准可作出确定诊断或可能诊断(表 2-1)。

表 2-1　脑囊虫病的修订诊断等级

诊断的确定	标准
确定诊断	(1)1 个绝对标准
	(2)2 个主要标准加 1 个辅助标准及 1 个流行病学标准
可能诊断	(1)1 个主要标准加 2 个辅助标准
	(2)1 个主要标准加 1 个辅助标准和 1 个流行病学标准
	(3)3 个辅助标准加 1 个流行病学标准

绝对标准:①脊髓或大脑病变部位在活检时发现寄生虫,组织切片看到头节带有吸盘和钩,或有寄生膜,可确诊脑囊虫病,钙化囊尾蚴不能作为诊断依据。②CT 或 MRI 检查显示脑实质、蛛网膜下腔或脑室系统中带头节的特异性囊性

病变。③检眼镜直接看到视网膜下寄生虫(因视网膜被认为是中枢神经系统的一部分)包囊通常位于黄斑区,视网膜下囊虫病属于脑囊虫病,但不包括眼前房囊虫病。

主要标准:①神经影像学可见典型带头节囊性病变及多种特征性表现,如无头节囊性损害,单个或多发增强环形改变及圆形钙化等。②血清酶联免疫电泳转移印迹试验检测猪绦虫糖蛋白抗原、抗体阳性。③小单个增强病灶自然消失或转为钙化,可确诊脑囊虫病,须注意类固醇药物治疗后影像学病灶消失不是脑囊虫病特征。④阿苯达唑或吡喹酮治疗后脑内囊性病灶消失或变为钙化结节是脑囊虫病有力诊断证据。

辅助标准:①神经影像学提示脑囊虫病病灶,脑积水或软脑膜异常增强等非特异性表现,脑室囊虫和室管膜炎通常引起不对称脑积水,蛛网膜炎引起侧脑室及第三、四脑室扩张,常伴基底部软脑膜异常增强,须与结核性或真菌性脑膜炎、脑脊膜癌病等鉴别,脑脊液检查很有意义。②癫痫、局灶性神经损害、颅内压增高和智能衰退等提示脑囊虫病。③酶联免疫吸附试验检测脑脊液囊虫抗体或囊虫抗原阳性。④癫痫发作患者如有软组织钙化或触及皮下囊虫,高度提示脑囊虫病。

流行病学标准包括出生地、居住地及旅行史。由于脑囊虫病是从人类绦虫携带者获得感染,应搜索与绦虫感染者密切接触史,通常是家庭接触史。流行病学资料可支持临床、放射学及免疫学检查提示的脑囊虫病诊断,治疗绦虫携带者并排除传染源。

(3)鉴别诊断:脑实质囊虫须注意与原发性癫痫、低分化星形细胞瘤、脑转移瘤、结核性或隐球菌脑膜炎等鉴别,蛛网膜下腔囊虫须与先天性蛛网膜囊肿、表皮样瘤等鉴别,流行病史和辅助检查为鉴别重点。神经影像学检查显示单个或多发环形或结节样增强病灶高度提示脑囊虫病,但不能确诊,因结核瘤、脑脓肿、细菌性肉芽肿及脑原发肿瘤或转移瘤等可有相似的影像学表现。CT常见的脑实质钙化点,在代谢性疾病、血管畸形、颅内肿瘤、先天性畸形及多种感染性疾病等也可出现。肖镇祥等分析56例误诊脑囊虫病患者,颅内占位病变或脑肿瘤14例,结核性脑膜炎10例,散发性脑炎9例,脑血栓形成3例,其他疾病12例,提示脑囊虫病临床确诊需非常慎重。

六、治疗

(一)对症治疗

脑囊虫病伴癫痫可用抗癫痫药来控制发作,颅内压增高和头痛等应给予降颅内压对症治疗。原则上应首先对症治疗,控制伴发症状1周后,再用杀虫药治疗。

(二)药物治疗

临床常用药物包括吡喹酮和阿苯达唑。

1.吡喹酮

吡喹酮是异喹吡嗪衍生物,为广谱抗寄生虫药。口服后在肠道内迅速吸收,用药50~60分钟血药浓度达高峰,可通过血-脑屏障,代谢产物多从尿排出。药物进入体内穿破囊尾蚴囊壁进入囊虫体内,破坏囊尾蚴头节,使囊泡肿胀,囊液浑浊,体积增大,发生坏死和钙化。在体外3分钟内可杀死囊虫头节,最低有效浓度是 $0.1~\mu g/mL$。治疗时囊尾蚴崩解释放毒素和异体蛋白到脑组织中,可引起较强烈反应。成人每疗程总剂量 0.2 g/kg,应从小剂量开始,最初剂量 0.2 g/d,分2次口服,根据用药反应逐渐加量,每天剂量不超过1.8 g,达到总剂量为1个疗程。囊虫数量少和病情较轻者加量可较快,囊虫数量多和病情较重者加量宜缓慢,2~3个月后再进行第2个疗程治疗,共治疗3~4个疗程。国内报道好转率为95.2%,国外报道治愈率可达50%~70%。初次用药应严密观察,以防导致颅内压增高和引起脑疝。

2.阿苯达唑

也称丙硫咪唑,是广谱、高效和安全的抗寄生虫药。口服在胃肠道吸收,用药1~1.5小时血液浓度达高峰,可通过血-脑屏障,胃肠道内浓度可维持3天。药物在体内迅速代谢为丙硫咪唑酮的亚砜,抑制虫体对葡萄糖摄取,导致虫体糖原耗竭,抑制延胡索酸还原酶系统,阻碍三磷酸腺苷生成,虫体丧失能量供应,不能生存发育。一般服药后3周囊虫开始死亡,虫体在脑内死亡过程缓慢,不引起强烈反应,但可引起头痛、呕吐等症状。成人每疗程总剂量为0.3 g/kg,与吡喹酮相似,应从小剂量开始,0.2 g/d,分2次口服,根据用药反应逐渐增量,剂量不超过 1.8 g/d,达到总剂量为1个疗程,1个月后再进行第2个疗程,共治疗3~5个疗程。好转率可达98%。用药后死亡囊尾蚴可引起严重急性炎症反应和脑水肿,导致颅内压急剧增高和引起脑疝,用药过程须严密监测,同时给予糖皮质激素或脱水剂治疗。阿苯达唑与吡喹酮作用机制不同,可交替使用,提高疗效。经前瞻性比较,可能阿苯达唑稍优。

(三)手术治疗

对单个病灶囊虫和脑室(特别是第四脑室)内囊虫,手术摘除效果最佳。脑积水可行脑脊液分流术缓解症状,脊髓外囊虫也可手术治疗,髓内囊虫则药物治疗,眼内囊虫可手术取虫。

第二节 神 经 梅 毒

一、概述

由梅毒螺旋体侵及脑膜、脑或脊髓所致的神经病变,称为神经梅毒。

二、临床表现

由于梅毒螺旋体侵入脑和脊髓的部位、时间不同,分为无症状性梅毒、脑膜血管梅毒和实质性梅毒 3 种类型。

(一)无症状性神经梅毒

指有感染史,梅毒血清反应和脑脊液检查均异常,但无临床症状者。这种类型的发病率约占全部梅毒患者的 30%。无症状性神经梅毒在感染后 2 年内脑脊液异常达高峰,然后有两个后果:一是发展成为症状性神经梅毒;二是感染逐渐好转,脑脊液恢复正常。

(二)脑膜血管梅毒

多半在原发感染后数月至数年发生。最常见的是在原发感染后 1 年内同时出现皮疹和脑膜刺激症状。此期可有脑神经麻痹。脑膜感染可引起小血管炎、闭塞,局灶性神经体征。临床表现类似动脉硬化性脑卒中发作,突然起病,并逐步进展,出现偏瘫、交叉瘫或难以定位的多处损害。但发病前数周或数月常有头痛和人格改变。脑膜血管梅毒,男性多于女性。脊膜血管梅毒受累可出现横贯性脊髓炎表现。

(三)实质性梅毒

实质性梅毒包括脑和脊髓实质性梅毒。前者称为"麻痹性痴呆",后者称为"脊髓痨"。罕有偏瘫、偏盲、视神经萎缩、动眼神经麻痹、腱反射消失、Babinski 征阳性等局灶神经损害的证据。

脊髓痨患者表现有下肢电击样或刀割样疼痛、进展性共济失调、腱反射消失、深感觉障碍及大小便失禁。

神经系统检查可见下肢膝和跟腱反射消失、音叉震动觉和关节位置觉受损及瞳孔异常。此外,还可有肌肉无力、萎缩,肌张力低,视神经萎缩和视力丧失,颅神经麻痹及 Charcot 关节营养性改变。

三、诊断要点

(一)病史和体检

(1)临床上有不洁性生活史。

(2)有神经系统脑膜或局灶性神经损害症状和体征,或有多处难以一个部位定位的病损。

(二)实验室检查

1.脑脊液检查

脑脊液白细胞计数为$(2\sim3)\times10^8/L$,以淋巴细胞为主,蛋白含量增高,糖和氯化物正常。

2.血清学检查

(1)非特异性抗体试验:称为梅毒反应素试验,反应素是心磷脂、卵磷脂和胆固醇的复合物。该复合物作为抗原是原始的补体结合试验、华康反应、性病研究试验(venereal disease research laboratory,VDRL)和快速血浆反应素试验(rapid plasma regain,RPR)的基础,但特异性差。

(2)特异性抗体试验:有密螺旋体抗体荧光吸收试验(fluorescent treponemal antibody absorption,FTA-ABS)和密螺旋体微血凝试验(microhemaglution assay for treponema pallidum,MHA-TP)。血浆 FTA-ABS 阳性对诊断梅毒的特异性极高,但其阳性不能诊断是否为活动性梅毒。

另外,FTA-ABS 的敏感性极高,不能用于脑脊液检查,这是因为采取脑脊液时,不能避免的外伤会导致极微量血污染脑脊液(1 mL 脑脊液中有血 $0.8~\mu L$),即可造成脑脊液假阳性反应。因此,计算 MHA 指数和 HMA-IgG 指数能校正此偏差。因 MHA 和 MHA-IgG 指数只代表中枢神经系统产生的抗钩端螺旋体抗体,对诊断神经梅毒有更高的特异性。

MHA 指数＝脑脊液的 MHA 滴度×清蛋白(mg/dL)/脑脊液清蛋白(mg/dL)×10^3

MHA-IgG 指数＝[MHA-IgG 滴度(CSF)/总 IgG(CSF)]÷[MHA-IgG 滴度(血清)/总 IgG(血清)]

总之,神经梅毒的实验室诊断依据:①血清 RPR 和血清 FTA-ABS 或

MHA-TP 阳性。②脑脊液 VDRL 试验阳性。③脑脊液白细胞计数增多,伴有或不伴有蛋白含量增高。④MHA 指数≥100,MHA-IgG 指数≥3。

(三)影像学检查

头颅 CT 和 MRI 对脑膜梅毒可见脑膜增强效应,对脑膜血管梅毒可见皮质下或皮质梗死。

四、治疗方案及原则

脑膜血管梅毒应当积极治疗,常用药物为大剂量青霉素。水溶性青霉素,1 200 万～2 400 万 U/d,静脉给药,共用 2 周,或 240 万 U 水溶性青霉素肌内注射,每天 1 次,合并用丙磺舒口服,每天 2 g,共 2 周。

青霉素过敏者可使用四环素或红霉素,皆为 500 mg,口服,每天 4 次,连续服用 4 周,或多西环素100 mg,每天 4 次,共 4 周。

青霉素治疗时可出现皮疹或全身性变态反应。大剂量青霉素治疗时可出现 Jarisch-Herxheimer 反应,常发生在青霉素治疗后 1～2 小时,麻痹性痴呆和脊髓痨患者更常见。类固醇皮质激素的应用可预防该反应的发生。

治疗后应 3 个月查 1 次血清试验。在 6～12 个月后脑脊液检查仍异常,则需 2 年后再复查。如果3 年后患者症状有改善,临床症状和体征无变化,脑脊液和血清试验正常,则神经系统检查和脑脊液检查可停止。

下列情况应再次治疗:①临床症状和体征恶化,而能排除其他原因所致者,特别是脑脊液白细胞计数持续增多不降低者。②在 6 个月后脑脊液白细胞计数仍不正常者。③血清或脑脊液 VDRL 试验不下降,或升高 4 倍,或首次治疗不满意者。

脑实质性梅毒患者除做症状治疗外,也应使用青霉素治疗。

第三章 神经系统遗传性疾病

第一节 遗传性共济失调

遗传性共济失调指一组以慢性进行性脑性共济失调为特征的遗传变性病。临床症状复杂,交错重叠,具有高度的遗传异质性,分类困难。

三大特征:①世代相接的遗传背景。②共济失调的临床表现。③以小脑损害为主的病理改变。

部位:遗传性共济失调主要累及小脑及其传导纤维,并常累及脊髓后柱、锥体束、脑桥核、基底节、脑神经核、脊神经节及自主神经系统。

传统分类:根据主要受累部位分为脊髓型、脊髓小脑型和小脑型。

Harding 提出的根据发病年龄、临床特征、遗传方式和生化改变的分类方法已被广泛接受(表 3-1)。近年来,常染色体显性小脑共济失调(autosomal dominant cerebellar ataxia,ADCA)部分亚型的基因已被克隆和测序,弄清了致病基因三核苷酸的拷贝数逐代增加的突变是致病原因。因为ADCA的病理改变以小脑、脊髓和脑干变性为主,故又称为脊髓小脑性共济失调(spinocerebellar ataxia,SCA),根据其临床特点和基因定位可分为SCA1-21 种亚型。

表 3-1 脊髓小脑性共济失调的分类、遗传方式及特点

病名	遗传方式	染色体定位	三核苷酸重复	起病年龄/岁
早发性共济失调				
(20 岁前发病)				
常染色体隐性遗传				
Friedrech 共济失调	AR	9q	GAA(N<42,P>65~1 700)	13(婴儿~50)

病名	遗传方式	染色体定位	三核苷酸重复	起病年龄/岁
腱反射存在的 Friedrech 共济失调				
Marinese-Sjögnen 综合征				
晚发性共济失调				
常染色体显性小脑性共济失调（ADCA）				
伴有眼肌麻痹或锥体外系特征,但无视网膜色素变性（ADCA Ⅰ）				
SCA1	AD	6q	CAG(N<39,P≥40)	30(6～60)
SCA2	AD	12q	CAG(N=14～32,P≥35)	30(婴儿～67)
SCA3(MJD)	AD	14q	CAG(N<42,P≥61)	30(6～70)
SCA4	AD	16q		
SCA8	AD	13q	CTG(N=16～37,P>80)	39(18～65)
伴有眼肌麻痹或锥体外系特征和视网膜色素变性（ADCA Ⅱ）				
SCA7	AD	3q	CAG(N<36,P≥37)	30(婴儿～60)
纯 ADCA（ADCA Ⅲ）				
SCA5	AD	11cent		30(10～68)
SCA6	AD	19q	CAG(N<20,P=20～29)	48(24～75)
SCA10	AD	22q		35(15～45)
齿状核红核苍白球丘脑底核萎缩	AD	12q	CAG(N<36,P≥49)	30(儿童～70)
已知生化异常的共济失调				
维生素 E 缺乏共济失调				
低 β 蛋白血症				
线粒体脑肌病	母系遗传		线粒体 DNA 突变	
氨基酸尿症				
肝豆状核变性	AR	13q14	点突变	18(5～50)
植烷酸累积症（Refsum）				
共济失调毛细血管扩张症	AR	11q		

一、Friedreich 共济失调

(一)概述

1.概念

Friedreich 共济失调是小脑性共济失调的最常见特发性变性疾病,由 Friedreich 首先报道。

2.发病特点

此型为常染色体隐性遗传,男女均受累,人群患病率为 2/10 万,近亲结婚发病率高,可达5.6%～28%。

3.临床特征

儿童期发病,肢体进行性共济失调,腱反射消失,Babinski 征阳性,伴有发音困难、锥体束征、深感觉异常、脊柱侧突、弓形足和心脏损害等。

(二)病因及发病机制

Friedreich 共济失调(FRDA)是由位于 9 号染色体长臂(9q13-12.1)frataxin 基因非编码区 GAA 重复序列异常扩增所致。95%以上的患者有该基因第 18 号内含子 GAA 点异常扩增,正常人 GAA 重复 42 次以下,患者异常扩增(66～1 700 次)形成异常螺旋结构可抑制基因转录。Friedreich 共济失调的基因产物 frataxin 蛋白主要位于脊髓、骨骼肌、心脏及肝脏等细胞线粒体的内膜,其缺陷可导致线粒体功能障碍而发病。

(三)病理

肉眼脊髓变细,以胸段为著。镜下脊髓后索、脊髓小脑束和皮质脊髓束变性,后根神经节和 Clark 柱神经细胞丢失;周围神经脱髓鞘,胶质增生;脑干、小脑和大脑受累较轻;心脏因心肌肥厚而扩大。

(四)临床表现

1.发病年龄

通常 4～15 岁起病,偶见婴儿和 50 岁以后起病者。

2.主要症状

(1)进展性步态共济失调:步态蹒跚、左右摇晃、易于跌倒。

(2)2 年内出现双上肢共济失调:表现动作笨拙、取物不准和意向性震颤。

(3)早期阶段膝腱反射和踝反射消失:出现小脑性构音障碍或暴发性语言,双上肢反射及部分患者双膝腱反射可保存。

(4)双下肢关节位置觉和振动觉受损,轻触觉、痛温觉通常不受累。

(5)双下肢无力发生较晚,可为上或下运动神经元损害,或两者兼有。

(6)患者在出现症状前 5 年内通常出现伸性跖反射,足内侧肌无力和萎缩导致弓形足伴爪型趾。

3.体格检查

可见水平眼震,垂直性和旋转性眼震较少,双下肢肌无力,肌张力低,跟膝胫试验和闭目难立征阳性,下肢音叉振动觉和关节位置觉减退是早期体征;后期可有 Babinski 征、肌萎缩,偶有括约肌功能障碍。约 25％的患者有视神经萎缩,50％的患者有弓形足,75％的患者有上胸段脊柱畸形,85％的患者有心律失常、心脏杂音,10％～20％的患者伴有糖尿病。

4.辅助检查

(1)骨骼 X 片:骨骼畸形。

(2)CT 或 MRI 检查:脊髓变细,小脑和脑干受累较少。

(3)心电图检查:常有 T 波倒置、心律失常和传导阻滞。

(4)超声心动图检查:心室肥大、梗阻。

(5)视觉诱发电位:波幅下降。

(6)DNA 分析:FRDA 基因 18 号内含子 GAA＞66 次重复。

(五)诊断及鉴别诊断

1.诊断

(1)儿童或少年期起病,逐渐从下肢向上肢发展的进行性共济失调,深感觉障碍如下肢振动觉、位置觉消失,腱反射消失等。

(2)构音障碍,脊柱侧凸,弓形足,MRI 显示脊髓萎缩,心脏损害及 FRDA 基因 GAA 异常扩增。

2.鉴别诊断

不典型患者需与以下几种疾病鉴别。

(1)腓骨肌萎缩症:遗传性周围神经疾病,可出现弓形足。

(2)多发性硬化:缓解-复发病史和中枢神经系统多数病变的体征。

(3)维生素 E 缺乏:可引起共济失调,应查血清维生素 E 的水平。

(4)共济失调-毛细血管扩张症:儿童期起病小脑性共济失调,特征性结合膜毛细血管扩张。

(六)治疗

无特效治疗,轻症给予支持疗法和功能锻炼,矫形手术如肌腱切断术可纠正足部畸形。较常见的死因为心肌病变。在出现症状 5 年内不能独立行走,10～20 年卧床不起,平均患病期约为 25 年,平均死亡年龄约为 35 岁。

二、脊髓小脑性共济失调(spinocerebellar ataxia,SCA)

(一)概述

1.概念

SCA 是遗传性共济失调的主要类型。包括 SCA1-29。

2.特点

成年期发病,常染色体显性遗传和共济失调,并以连续数代中发病年龄提前和病情加重(遗传早现)为表现。

3.分类

Harding 根据有无眼肌麻痹、锥体外系症状及视网膜色素变性归纳为 3 组 10 个亚型,即 ADCA Ⅰ型、ADCA Ⅱ型和 ADCA Ⅲ型。这为临床患者及家系的基因诊断提供了线索,SCA 的发病与种族有关,SCA1-2 在意大利、英国多见,中国、德国和葡萄牙以 SCA3 最常见。

(二)病因及发病机制

常染色体显性遗传的 SCA 具有遗传异质性,最具特征性的基因缺陷是扩增的 CAG 重复编码多聚谷氨酰胺通道,该通道在功能不明蛋白和神经末梢上发现的 P/Q 型钙通道 á1A 亚单位上;其他类型突变包括 CTG 三核苷酸(SCA8)和 ATTCT 五核苷酸(SCA10)重复序列扩增,这种扩增片段的大小与疾病严重性有关。

SCA 是由相应的基因外显子 CAG 拷贝数异常扩增产生多聚谷氨酰胺所致(SCA8 除外)。每一 SCA 亚型的基因位于不同的染色体,其基因大小及突变部位均不相同。

SCA 有共同的突变机制造成 SCA 各亚型的临床表现有雷同。然而,SCA 各亚型的临床表现仍有差异,如有的伴有眼肌麻痹,有的伴有视网膜色素变性,提示除多聚谷氨酰胺毒性作用之外,还有其他因素参与发病。

(三)病理

SCA 共同的病理改变是小脑、脑干和脊髓变性及萎缩,但各亚型各有特点,如 SCA1 主要是小脑、脑干的神经元丢失,脊髓小脑束和后索受损,很少累及黑质、基底节及脊髓前角细胞;SCA2 以下橄榄核、脑桥、小脑损害为重;SCA3 主要损害脑桥和脊髓小脑束;SCA7 的特征是视网膜神经细胞变性。

(四)临床表现

SCA 是高度遗传异质性疾病,各亚型的症状相似,交替重叠。SCA 典型表现是遗传早现现象,表现为同一家系发病年龄逐代提前,症状逐代加重。

1.共同临床表现

(1)发病年龄:30～40岁,也有儿童期及70岁起病者。

(2)病程:隐袭起病,缓慢进展。

(3)主要症状:首发症状多为下肢共济失调,走路摇晃、突然跌倒;继而双手笨拙及意向性震颤,可见眼震、眼球慢扫视运动阳性、发音困难、痴呆和远端肌萎缩。

(4)体格检查:肌张力障碍,腱反射亢进,病理反射阳性,痉挛步态和震颤觉、本体感觉丧失。

(5)后期表现:起病后10～20年患者不能行走。

2.各亚型表现

除上述共同症状和体征外,各亚型各自的特点构成不同的疾病。

(1)SCA1的眼肌麻痹,尤其上视不能较突出。

(2)SCA2的上肢腱反射减弱或消失,眼球慢扫视运动较明显。

(3)SCA3的肌萎缩、面肌及舌肌纤颤、眼睑退缩形成凸眼。

(4)SCA5病情进展非常缓慢,症状也较轻。

(5)SCA6的早期大腿肌肉痉挛、下视震颤、复视和位置性眩晕。

(6)SCA7的视力减退或丧失,视网膜色素变性,心脏损害较突出。

(7)SCA8常有发音困难。

(8)SCA10的纯小脑征和癫痫发作。

(五)辅助检查

(1)CT或MRI:小脑和脑干萎缩,尤其是小脑萎缩明显,有时脑干萎缩。

(2)脑干诱发电位可异常。

(3)脑脊液:正常。

(4)确诊及区分亚型可用外周血白细胞进行聚合酶链反应分析,检测相应基因CAG扩增情况,证明SCA的基因缺陷。

(六)诊断及鉴别诊断

1.诊断

根据典型的共性症状,结合MRI检查发现小脑、脑干萎缩,排除其他累及小脑和脑干的变性病即可确诊。虽然各亚型具有特征性症状,但临床上仅根据症状体征确诊为某一亚型仍不准确(SCA7除外),均应进行基因诊断,用聚合酶链反应方法可准确判断其亚型及 CAG 扩增次数。

2.鉴别诊断

与多发性硬化、克罗伊茨尔特-雅各布病及感染引起的共济失调鉴别。

（七）治疗

尚无特效治疗,对症治疗可缓解症状。

（1）药物治疗:左旋多巴可缓解强直等锥体外系症状;氯苯胺丁酸可减轻痉挛;金刚烷胺改善共济失调;毒扁豆碱或胞二磷胆碱促进乙酰胆碱合成,减轻走路摇晃、眼球震颤等;共济失调伴肌阵挛首选氯硝西泮;试用神经营养药如三磷酸腺苷、辅酶 A、肌苷和 B 族维生素等。

（2）手术治疗:可行视丘毁损术。

（3）物理治疗、康复训练及功能锻炼可能有益。

第二节　遗传性痉挛性截瘫

遗传性痉挛性截瘫是一组由各种不同的基因突变（缺失、CAG 重复、插入、点突变）所致的具有明显遗传异质性的遗传病,临床上以双下肢进行性肌张力增高和无力、剪刀步态为特征。

一、临床表现

本病多在儿童期或青春期发病,男性比女性略多,主要特征是缓慢进行性双下肢痉挛性截瘫,剪刀步态。可分为单纯型和复杂型。

（一）单纯型

也称 Steumpell 型,较多见,仅有痉挛性截瘫症状。病初先感到双下肢僵硬,走路易跌,上楼困难,体检可见下肢肌张力增高,剪刀步态,腱反射亢进,有病理反射。多数患者有弓形足或空凹足。随着病情进展双上肢也可出现锥体束征。起病多年后有些患者会出现感觉障碍和括约肌功能障碍。

（二）复杂型

复杂型除有上述痉挛性截瘫症状外,还有各种脊髓外损害的表现,如眼震、眼肌麻痹、中心性视网膜炎、肌萎缩、癫痫、智力低下等构成的各种综合征。

1.Ferguson-Critchley 综合征

常染色体显性遗传,中年起病,除痉挛性截瘫症状外还伴有锥体外系症状,表现为四肢僵硬,不自主运动,面部表情少或有前冲步态。此外还有双下肢远端深感觉减退,水平性眼球震颤,侧向及垂直注视受限。

2.Kjellin 综合征

常染色体隐性遗传,25 岁左右发病,除痉挛性截瘫症状外还伴有智力低下,双手和腿部小肌肉进行性萎缩,中心性视网膜变性的症状。

3.Troyer 综合征

常染色体隐性遗传,多在儿童早期发病,表现为痉挛性截瘫伴远端肌肉萎缩,身材短小,部分患者有不自主苦笑,构音障碍,到 20～30 岁还不能走路。

4.Mast 综合征

常染色体隐性遗传,11～20 岁发病,表现为痉挛性截瘫伴早老性痴呆、面具脸、手足徐动、共济失调。

5.Sjögren-Larsson 综合征

又称鱼鳞癣样红皮症-痉挛性截瘫-智力发育不全综合征。常染色体隐性遗传,幼儿期发病,或出生后不久即可见皮肤弥漫性潮红,增厚,皮肤干裂,大关节部位有渗出。随病程进展出现明显的皮肤角化和脱屑,呈暗红色鳞癣,主要分布于颈、腋窝、肘窝、下腹部和腹股沟等处。神经症状表现为痉挛性截瘫或四肢瘫(下肢重于上肢),并常有构音障碍和吞咽困难等症状,也可发生癫痫发作和手足徐动等,轻至重度智力发育不全。1/3 患者出现视网膜黄斑色素变性,有视力障碍,可有视神经萎缩或伴有视神经炎,但不失明。患儿身材矮小,牙齿釉质发育不全,指(趾)生长不整齐。本病预后不良,多在发病不久后死亡,罕有活至儿童期者。

6.Charlevoix-Sageunay 综合征

常染色体隐性遗传,多在幼儿发病,表现为痉挛性截瘫、共济失调、智力低下、二尖瓣脱垂、双手肌肉萎缩、尿失禁。

7.Behr 综合征

又称视神经萎缩伴共济失调综合征。常染色体隐性遗传,10 岁前逐渐出现视力下降,眼底可见视盘颞侧苍白,乳头黄斑束萎缩。以后出现双下肢痉挛、言语不清、远端肌肉萎缩、畸形足、共济失调、脑积水、腭裂等。完全型者常于20 岁前死亡;顿挫型者可有正常寿命,仅轻度视力下降。

二、诊断

根据以下要点可进行诊断:①儿童、青少年期发病(少数 20～30 岁发病);②缓慢进行性的双下肢痉挛性截瘫;③可伴有视神经萎缩、视网膜变性、锥体外系症状、共济失调、肌肉萎缩、痴呆、皮肤病变等;④脑和脊髓的 CT 或 MRI 检查多正常或有脊髓变细,诱发电位检查异常;⑤有阳性家族史;⑥若发现基因异常,可明确亚型的诊断。

三、治疗

目前尚无特殊的治疗方法,主要是对症处理。左旋多巴、巴氯芬、盐酸乙哌立松可减轻肌张力高的症状,理疗、按摩和适当运动也有所帮助。

(一)药物治疗

(1)左旋多巴:可缓解强直症状,可口服,每次 125～250 mg,2～3 次/天。

(2)氯苯胺丁酸:可减轻痉挛症状。

(3)金刚烷胺:改善共济失调,可口服,每次 100 mg,3 次/天。

(4)胞二磷胆碱:增加乙酰胆碱作用,可提高血浆和脑的胆碱浓度,促进体内卵磷脂的合成,增强乙酰胆碱神经元的作用。可口服,每次 200 mg,3 次/天;也可肌内注射 500 mg,1 次/天,或静脉滴注。

(5)氯硝西泮:可增加体内 γ-氨基丁酸的含量,可缓解过高的肌张力。初始剂量为口服 0.25 mg,3 次/天,以后缓慢增加到 2 mg,3 次/天。儿童初始剂量为 0.01～0.02 mg/(kg·d),逐渐增至 0.1～0.2 mg/(kg·d)。

(6)马来酸氟吡汀:可缓解痛性肌痉挛。可口服,每次100 mg,3 次/天。

(7)苯海索:可缓解肌张力。

(二)对症治疗

(1)癫痫发作:可用口服丙戊酸钠,每次 200 mg,3 次/天。也可选用左乙拉西坦、托吡酯等。

(2)脑积水:若是梗阻性脑积水进行性加重,可手术治疗解除脑脊液循环的梗阻。

(三)支持治疗

多吃优质蛋白质食物、高纤维素食物,多饮水。营养应均衡,能量、蛋白质、钙、维生素 D、矿物质及水果等应合理搭配。食用高蛋白食物,如牛奶、鸡蛋、瘦肉、鱼类等;多吃蔬菜、水果,少食脂肪和过量的糖类。保持中等身材,防止肥胖。

(四)物理治疗

1.运动、平衡训练

对患者的姿势、步态的共济失调采用运动训练和平衡训练。游泳可改善患者的共济运动。对患者的姿势、步态采用运动训练。主动运动是指通过肌肉主动收缩产生的运动,如活动四肢关节、行走等早期可进行步行速度训练,每次30分钟,每天以2~3次为宜,每次运动以不感到过度疲劳为度。

被动运动是在疾病早期开始对肌肉进行按摩和关节牵伸,这是防止关节挛缩的一项重要措施,并应教会患儿的家长掌握该项技术,并长期坚持。对踝关节的被动牵引尤为重要,每次被动牵伸的活动量、次数应逐渐增加。具体操作方法:一手托住受训者的脚后跟,另一手握住患者的脚掌,向膝盖方向用力推压,使足底与垂线成5°,每次持续15~30秒,休息5秒,反复进行30~50次。

2.水疗

患者可在温水中进行康复训练,这对遗传性痉挛性截瘫患者很有帮助。水有浮力,当头部以下全部进入水中后,人体的大部分重量被浮力抵消。因此,在陆地上很难站立和行走的患者,在水中可以独立站立和缓慢行走。只要每天保持一定时间的站立和行走,可以延缓病情的进展;陆地上训练最担心的是摔倒骨折,但在水中锻炼则会有摔伤,但需要人陪同,并穿救生衣。水疗和游泳训练最大的困难是患者上下水疗池或游泳池,往往需要人帮助,并需要人陪同。有条件的康复医院用起重机将患者吊入和吊出水疗池。

3.矫正器具治疗

对有马蹄内翻的患者可用矫正鞋,每天坚持步行(有时需要保护或辅助)训练。对跟腱挛缩治疗可用站立床。

4.保暖治疗

患者常有双下肢血液循环差,下肢远端、足部发凉,要注意保暖。

5.心理治疗

对焦虑、抑郁症状进行相应的治疗。

6.手术治疗

对肌张力过高的患者可行视丘毁损术。对足部畸形和严重的脊柱侧弯者可行手术治疗。

第三节　腓骨肌萎缩症

腓骨肌萎缩症是一组由各种不同的基因重复突变或点突变所致的具有明显遗传异质性的遗传病,临床上以儿童或青少年起病、跨阈步态、足部伸肌和外展肌(腓骨肌、胫骨前肌、踇长伸肌、踇短伸肌及趾短伸肌)进行性萎缩无力、腱反射减弱和弓形足为特征。

一、临床表现

(一)CMT1型(脱髓鞘型)

(1)儿童晚期或青春期发病,周围神经对称性、进行性变性导致远端肌萎缩。开始是足和下肢,数月至数年可波及到手肌和前臂肌。腓骨长肌、腓骨短肌、胫骨前肌、踇长伸肌、踇短伸肌及趾短伸肌等早期受累,屈肌基本正常,患者不能伸足、扬趾及伸足外翻,故产生马蹄内翻足畸形。患者行走时足下垂,为了克服垂足,强迫髋关节、膝关节过度屈曲,当足落地时先足尖下垂,接着用整个足跖着地,呈跨阈步态,故产生爪形趾、锤状趾。患者常伴有弓形足和脊柱侧弯,仅少数患者先出现手肌和前臂肌肌萎缩,而后出现下肢远端肌萎缩。

(2)体检可见小腿肌肉和大腿的下1/3肌肉无力和萎缩,形似鹤腿,若大腿下部肌肉受累也称"倒立的香槟酒瓶"状,屈曲能力减弱或丧失,受累肢体腱反射消失。手肌萎缩,并波及前臂肌肉,变成爪形手。萎缩很少波及肘以上部分或大腿的中上1/3部分。深浅感觉减退可从远端开始,呈手套、袜套样分布;伴有自主神经功能障碍和营养代谢障碍,足及小腿因血液循环障碍皮肤发凉,但严重的感觉缺失伴穿透性溃疡罕见。部分患者伴有视神经萎缩、视网膜变性、眼震、眼肌麻痹、突眼、瞳孔不对称、神经性耳聋、共济失调和肢体震颤等。

(3)病程进展缓慢,在很长时期内都很稳定,脑神经通常不受累。部分患者虽然存在基因突变,但没有肌无力和肌萎缩,仅有弓形足或神经传导速度减慢,有的甚至完全无临床症状。

(4)肌电图和神经传导速度检测:检查神经传导速度对分型至关重要。CMT1型正中神经运动的神经传导速度从正常的50 m/s减慢至38 m/s以下,通常为15~20 m/s,在临床症状出现以前可检测到神经传导速度减慢。CMT2型的神经传导速度接近正常。肌电图显示两型均有运动单位电位波幅下降,有纤颤或束颤电位,远端潜伏期延长,呈神经源性损害。多数患者的感觉电位消失。

(5)诱发电位检测:X连锁显性遗传患者脑干听觉诱发电位和视觉诱发电位异常,躯体感觉诱发电位的中枢和周围传导速度减慢,说明患者中枢和周围神经传导通路受损。

(6)肌肉及神经活检:肌肉活检显示为神经源性肌萎缩。神经活检CMT1型的周围神经改变主要是脱髓鞘和施万细胞增生形成"洋葱头";CMT2型主要是轴突变性。神经活检还可排除其他遗传性神经疾病,如Refsum病(可见代谢产物沉积在周围神经)、自身免疫性神经疾病(可见淋巴细胞浸润和血管炎)。

(7)基因分析:临床上不易对CMT1型和CMT2型进一步分出各亚型,需用基因分析的方法来确定各亚型。如CMT1A可用脉冲电场凝胶电泳法检测$PMP22$基因的重复突变,用DNA测序法检测其点突变;CMT1B可用单链构象多态性(SSCP)法或DNA测序法检测$PMP0$基因的点突变;CMTX可用DNA测序法检测$Cx32$基因的点突变。

(二)CMT2型(轴索型)

发病晚,成年开始出现肌萎缩,部位和症状与CMT1型相似,但程度较轻,神经传导速度接近正常。

二、诊断

(一)临床诊断依据

临床诊断依据包括:①儿童期或青春期出现缓慢进展的对称性双下肢无力;②"鹤腿",垂足,弓形足,可有脊柱侧弯;③腱反射减弱或消失,常伴有感觉障碍;④常有家族史;⑤周围神经运动传导速度减慢,神经活检显示"洋葱头"样改变或轴索变性及神经源性肌萎缩;⑥基因检测$CMT1A$基因重复及相应基因的点突变等。

(二)CMT1型与CMT2型的鉴别

(1)发病年龄:CMT1型12岁左右,CMT2型25岁左右。

(2)神经传导速度:CMT1型明显减慢,CMT2型正常或接近正常。

(3)基因诊断:CMT1型中的CMT1A为17号染色体短臂(17p11.2)1.5Mb长片段(其中包含$PMP22$基因)的重复或$PMP22$基因的点突变;CMT2型中的CMT2E为$NF-L$基因的点突变。

三、治疗

目前尚无特殊治疗,主要是对症治疗和支持疗法。

(一)药物治疗

1.肌苷

对萎缩的肌肉有营养作用,可口服肌苷 200 mg,3 次/天。

2.维生素 E

可口服维生素 E 100 mg,3 次/天。

3.维生素 B_1

有神经营养作用,可口服维生素 B_1 100 mg,3 次/天。

4.维生素 B_{12}

有促进神经功能恢复的作用,可肌内注射 250～500 μg,每天 1 次。

5.胞二磷胆碱

增加乙酰胆碱作用,可提高血浆和脑的胆碱浓度,促进体内卵磷脂的合成,增强乙酰胆碱神经元的作用。可口服,每次 200 mg,3 次/天;也可肌内注射 500 mg,每天 1 次;或静脉滴注。

(二)对症治疗

(1)穿矫形鞋引起的足部外侧皮肤破损,要及时进行处理,防止感染。

(2)患者跨阈步态行走以足跟着地,为了维持身体平衡,两脚蹦跳式前行。应给以护膝,防止跌倒外伤及骨折。

(三)支持治疗

多吃优质蛋白质食物、高纤维素食物,多饮水。营养应均衡,能量、蛋白质、钙、维生素 D、矿物质及水果等应合理搭配。食用高蛋白食物,如牛奶、鸡蛋、瘦肉、鱼类等。多吃蔬菜、水果、适量脂肪和糖类。可用中药黄芪煎水服用,补中益气。

(四)物理治疗

1.运动训练

对患者的姿势、步态采用主动运动训练。主动运动是指通过肌肉主动收缩产生的运动,如活动四肢关节、行走等早期可进行步行速度训练,每次 30 分钟,每天以 2～3 次为宜,每次运动以不感到过度疲劳为度。

对关节挛缩可采用被动运动。被动运动是在疾病早期开始对肌肉进行按摩和关节牵伸,这是防止关节挛缩的一项重要措施,并应教会患儿的家长掌握该项技术,并长期坚持进行。对踝关节的被动牵引尤为重要,每次被动牵伸的活动量、次数应逐渐增加。

踝关节(跟腱)挛缩的治疗,其目的是增加踝关节背屈的活动范围。腓骨肌萎缩症患者均有不同程度的踝关节(跟腱)挛缩,这是由于踝跖屈肌肌群肌肉变性、肌纤维减少、脂肪组织和胶原纤维逐步替代肌肉组织而形成挛缩。疾病早期可采用踝关节背屈被动运动法牵伸跟腱。患者取仰卧位,下肢伸展,治疗师立于欲牵伸下肢外侧,上方手握住内外踝固定小腿,下方手握住患者足跟,前臂掌侧抵住足底,使距腓关节在中立位,下方手一方面用拇指和其他手指向远端牵拉足跟,背屈踝关节中的距跗关节;另一方面用前臂向近端运动,并轻轻加力于近侧的跖骨,以牵拉腓肠肌,使踝背伸至最大范围。每次持续 15～30 秒,休息 5 秒,反复进行 30～50 次。若在治疗前先进行热疗(热敷或热水浸泡),可增加软组织的伸展性。由于治疗后被牵伸的软组织反弹,可于牵伸之后以器械持续牵伸,巩固疗效。对于晚期的患者,可于热疗后采用踝关节牵拉器或站立床治疗挛缩的踝关节。

马蹄内翻足的治疗,其目的是增加足外翻的活动范围。由于足部内翻和外翻肌肉萎缩程度的不平衡,外翻的肌肉无力更严重,继而形成了马蹄内翻足。对于早期的腓骨肌萎缩症患者,可采用踝关节外翻被动运动法牵伸足内肌群。患者取仰卧位,下肢伸直,治疗师站立或坐位于牵伸下肢的外侧,上方手握住内外踝下方的距骨处,固定胫骨远端;下方手握住足背,跖屈、足外翻牵伸胫骨前肌,使足外翻的踝关节达最大活动范围。如果牵伸胫骨后肌,上方手固定胫骨远端,下方手握住足底背部,背屈、足外翻牵伸胫骨后肌,在肌腱拉力的反方向上调整运动和力量,使足外翻达到最大活动范围。也可用踝关节外翻训练器施行治疗。

2.水疗和关节牵伸

有关节挛缩者可进行水疗和关节牵伸。在 40 ℃ 左右的水温中浸泡30 分钟,然后进行关节牵伸。有条件者可进行游泳训练或在温水中进行康复训练。温水中康复训练对腓骨肌萎缩症的治疗十分重要,主要是因为水(与陆地上康复训练最大的区别)有浮力,当头部以下全部进入水中后,人体的大部分重量被浮力抵消。因此,在陆地上很难站立和行走的患者,在水中可以独立站立和缓慢行走。只要每天保持一定时间的站立和行走,可以延缓病情的进展。陆地上训练最担心的是摔倒骨折,在水中锻炼就不存在摔伤的问题但也需要人陪同,并穿救生衣。水中阻力能帮助肌肉锻炼,又能避免过激的快速拉伸动作;水中的静水压作用于胸部、肢体、关节,可缓解疼痛,促进行血液循环和静脉回流,减轻水肿,也有利于呼吸肌的训练。但水疗和游泳训练最大的困难是患者上下水疗池或游泳池,往往需要人帮助,并需要人陪同。有条件的康复医院用起重机将患者吊入和吊出水疗池。

3.矫正器具治疗

对有马蹄内翻的患者可穿矫正鞋,每天坚持步行(有时需要保护或辅助)30分钟。纠正垂足可穿高跟鞋、长筒靴。步行支具可有不同的型号,其主要功能是调动残留肌肉的肌力,弥补肌动力学上的不平衡,从而获得有节奏的步行能力。本病常合并有脊柱畸形,随着步行能力的丧失,脊柱畸形也越严重,因此,需要在早期采取措施,通常使用躯干支持器具使患者保持坐位,并维持腰椎处的伸展力。支具的选择必须以有利于患者的活动和矫正畸形为目的,否则将加重肌力的不平衡和畸形的发展。支具的装卸一般经训练后可自行完成,但躯干附属装置需他人帮助才能装卸。支具训练是一个重要手段,应坚持间歇、渐进、结合病情的原则。间歇多次以避免疲劳,逐渐增加运动量和运动时间,使肌肉负荷恰当。并根据每个患者自身特点定出计划,一般以每天3小时为宜。

4.保暖治疗

患者常有双下肢血液循环差,下肢远端、足部发凉,注意保暖很重要。

5.超短波疗法

在高频电场的作用下,可使病变部位的分子和离子振动而产生热效应,以增强患病局部表层和深层组织血管通透性,改善微循环,增进组织机体的新陈代谢。通常是将电极放在腓骨肌萎缩症患者的双足底,有微热感,每次治疗10~15分钟,每天1次,15~30次为1个疗程。

6.红外线疗法

红外线以其特定的电磁波,穿透皮肤,直接使皮下组织、肌肉、肌腱、韧带等产生热效应,加速照射局部血液循环,使肌肉松弛,可产生按摩的效果。临床上主要是利用红外线灯具或频谱理疗等仪器发出的红外线高温来灸烤肢体局部肌肉挛缩处,可起到松挛解痉的作用。具体操作:可选择肢体局部或各肢体轮流进行,每次20~30分钟,每天1次,15~30次为1个疗程。灸烤时注意稳定支架,根据患者的感受调整灯具或仪器与皮肤的距离,防止温度过高,灸伤皮肤。

7.电刺激疗法

电刺激支配挛缩肌肉的运动神经。电极间的电场可在神经上产生电流,传送到肌肉细胞膜并引起肌肉收缩,可以通过改变电压和频率来对刺激强度进行控制。临床以经皮电针,选用短脉冲电流来刺激腓骨肌、胫前肌、趾伸长肌、趾伸短肌、足底肌等维持人体运动功能的肌肉。每块肌肉治疗 5～10 分钟,30 次为 1 个疗程,可以延缓肌肉萎缩。

另外,还可用电针仪干扰电疗法,以电针刺入上述肌肉,使肌肉产生收缩性活动,以延缓肌肉萎缩。用法为每天 1 次,每次 30 分钟。30 次为 1 个疗程。

8.超声波疗法

超声波是机械振动波,作用于机体可使组织吸收声能而产生热量,被称为"超声透热疗法",可对易发生挛缩的腓肠肌进行治疗。临床上常用的超声剂量为 0.6～1.5 W/cm^2,每次 6～10 分钟,每天 1 次,10～30 次为 1 个疗程。超声波产生的热有 79%～82% 由血液循环带走,18%～21% 由邻近组织的热传导散布,因此,当超声波作用于缺少血液循环的组织时宜采用移动法,以免引起过热而造成组织损害。

9.石蜡疗法

石蜡熔点在 50～56 ℃,具有黏稠性高、可塑性强、延展性大等特点,其透热作用可深达皮下组织 0.2～1 cm,且热容量大,导热性小,散热慢,保温时间长,可达 2～8 小时。石蜡疗法后,局部小血管扩张,可以改善血液循环、代谢和缓解肌肉痉挛的作用。首先使用制成的蜡板或蜡饼裹住需要治疗的部位,外用毛毯保温30～60 分钟,然后把石蜡剥下,每天或隔天 1 次,10～20 次为 1 个疗程,可延缓肌肉萎缩。

(五)心理治疗

由于腓骨肌萎缩症迄今无满意的治疗方法,患者常陷入自暴自弃的心理环境中,情绪不稳定。因此,医务人员应进行心理疏导,使患者从悲观情绪中解脱出来,坚持康复治疗,提高对生活的信心;同时对焦虑、抑郁症状进行相应的治疗。

(六)手术治疗

踝关节挛缩严重者可手术松解或肌腱移植。对足部畸形和严重的脊柱侧弯者可行手术治疗。

第四节　神经皮肤综合征

神经皮肤综合征是指源于外胚层组织的器官发育异常而引起的疾病。病变不仅累及神经系统、皮肤和眼,还可累及中胚层、内胚层的器官(如心、肺、骨、肾和胃肠等)。临床特点为多系统、多器官受损。目前已报道的有 40 余种,多为常染色体显性遗传病,常见的有神经纤维瘤病、脑面血管瘤病和结节性硬化症。

一、神经纤维瘤病

神经纤维瘤病是由于基因缺陷导致神经嵴细胞发育异常而引起多系统损害的常染色体显性遗传病,临床上以皮肤牛奶咖啡斑和周围神经多发性神经纤维瘤为特征。

(一)临床表现

1.皮肤症状

(1)几乎所有患者出生时就可见到皮肤牛奶咖啡斑,形状及大小不一,边缘不整,不凸出皮肤,好发于躯干不暴露部位;青春期前有 6 个以上超过 5 mm 的皮肤牛奶咖啡斑(青春期后超过 15 mm)者具有高度的诊断价值,全身和腋窝雀斑也是特征之一。

(2)大而黑的色素沉着常提示簇状神经纤维瘤,如果位于中线提示有脊髓肿瘤。

(3)皮肤纤维瘤和纤维软瘤在儿童期发病,多呈粉红色,主要分布于躯干和面部,也可见于四肢皮肤;数目不定,可达数千;大小不等,多为柑橘到芝麻绿豆般大小,质软;软瘤固定或有蒂,触之柔软而有弹性。浅表皮神经上的神经纤维瘤似可移动的珠样结节,可引起疼痛、压痛、放射痛或感觉异常。丛状神经纤维瘤是神经干及其分支的弥漫性神经纤维瘤,常伴有皮肤和皮下组织的大量增生而引起该区域或肢体弥漫性肥大,称为神经纤维瘤性象皮病。

2.神经症状

约 50% 的患者有神经系统症状,主要由中枢或周围神经肿瘤压迫引起;其次为胶质细胞增生、血管增生、骨骼畸形所致。

(1)颅内肿瘤:一侧或两侧听神经瘤最常见,视神经、三叉神经及后组脑神经均可发生;尚可合并多发性脑膜瘤、神经胶质瘤、脑室管膜瘤、脑膜膨出及脑积水等,少数患者可有智力减退、记忆障碍及癫痫发作。

(2)椎管内肿瘤:脊髓任何平面均可发生单个或多个神经纤维瘤、脊膜瘤等,尚可合并脊柱畸形、脊髓膨出和脊髓空洞症等。

(3)周围神经肿瘤:全身的周围神经均可受累,以马尾好发。肿瘤沿神经干分布,呈串珠状,一般无明显症状,如突然增大或剧烈疼痛可能为恶变。

3.眼部症状

上睑可见纤维软瘤或丛状神经纤维瘤,眼眶可扪及肿块和突眼搏动,裂隙灯可见虹膜有粟粒状橙黄色圆形小结节,为错构瘤,也称 Lisch 结节,可随年龄的增长而增多,为神经纤维瘤病Ⅰ型所特有。眼底可见灰白色肿瘤,视盘前凸;视神经胶质瘤可致突眼和视力丧失。

4.其他症状

常见的先天性骨发育异常为脊柱侧突、前突、后凸、颅骨不对称、缺损及凹陷等。肿瘤直接压迫也可造成骨骼改变,如听神经瘤引起内听道扩大,脊神经瘤引起椎间孔扩大、骨质破坏,长骨、面骨和胸骨过度生长、肢体长骨骨质增生、骨干弯曲和假关节形成也较常见。肾上腺、心、肺、消化道及纵隔等均可发生肿瘤。

神经纤维瘤病Ⅱ型的主要特征是双侧听神经瘤,并常合并脑膜脊膜瘤、星形细胞瘤及脊索后根神经鞘瘤。

5.实验室检查

X 线片可发现各种骨骼畸形;椎管造影、CT 及 MRI 有助于发现中枢神经系统肿瘤;脑干诱发电位对听神经瘤有较大的诊断价值。

(二)诊断

1.美国国立卫生研究院制定的神经纤维瘤病Ⅰ型诊断标准

诊断标准包括:①6 个或 6 个以上皮肤牛奶咖啡斑,在青春期前最大直径>5 mm,青春期后>15 mm;②腋窝和腹股沟区雀斑;③2 个或 2 个以上神经纤维瘤或丛状神经纤维瘤;④视神经胶质瘤;⑤一级亲属中有神经纤维瘤病Ⅰ型患者;⑥2 个或 2 个以上 Lisch 结节;⑦骨损害。

2.神经纤维瘤病Ⅱ型诊断标准

影像学确诊为双侧听神经瘤,一级亲属患神经纤维瘤病Ⅱ型伴一侧听神经瘤,或伴发下列肿瘤中的两种:神经纤维瘤、脑脊膜瘤、胶质瘤、施万细胞瘤、青少年后囊下晶状体浑浊。

(三)治疗

目前无特异性治疗,主要为手术治疗。神经纤维瘤为良性肿瘤,生长缓慢,具有自限性,无症状者可随诊观察。肿瘤有包膜,手术切除效果较好。切除肿瘤累及的细小神经或少许硬脊膜内的马尾神经,通常不会造成严重的功能障碍。对重要神经的纤维瘤可行神经鞘瘤剥除术。

对于视神经瘤、听神经瘤等颅内及椎管内肿瘤宜手术切除解除压迫。有癫痫发作的患者可用抗癫药治疗。部分患者可用放疗。

二、结节性硬化症

结节性硬化症是由于抑癌基因缺陷导致外胚层、中胚层和内胚层细胞生长和分化异常而引起多系统损害的常染色体显性遗传病,临床上以面部皮肤血管纤维瘤、癫痫发作和智力减退为特征。

(一)临床表现

典型表现为面部皮肤血管瘤、癫痫发作和智力减退。多在儿童期发病。男性多于女性。

1.皮肤损害

特征性症状是口鼻三角区皮肤血管瘤,对称蝶性分布,呈淡红色或红褐色,为针尖至蚕豆大小的坚硬蜡样丘疹。90%的患者在 4 岁前出现,随着年龄的增长丘疹逐渐增大,青春期后融合成片。皮肤血管瘤可发生在前额,很少累及上唇。85%的患者出生后就有 3 个以上 1 mm 长的树叶形色素脱失斑,沿躯干、四肢分布。约 20%的患者 10 岁以后可见腰骶区的鲨鱼皮斑,呈灰褐色、粗糙,略高于皮肤,为结缔组织增生所致;还可见皮肤牛奶咖啡斑、甲床下纤维瘤和神经纤维瘤等。

结节性硬化症最常见的皮肤症状是色素脱失斑,超过 90%的患者出现此症状,这些脱失斑常于患者出生时即已存在,可随着患者年龄的增长而增大或增多。面部纤维血管瘤是第二常见的皮肤症状,约 75%的患者可出现,皮肤活检显示患者纤维血管瘤含有血管及结缔组织。此外,20%～30%的患者腰部出现鲨鱼皮样斑,年长儿或成人较常见。甲周纤维瘤是一种平滑、坚韧的结节,常出现在指甲边,脚趾比手指常见,常出现于成人。此外,还有部分患者在颈部或头部出现突出于皮肤表面的质软、肉色带蒂的皮肤软疣。其他皮肤症状还包括 Confeltti 样皮肤斑、前额斑块等。

2.神经系统损害

(1)癫痫:70%～90%的患者有癫痫发作,可自婴儿痉挛症开始,若伴有皮肤色素脱失可诊断为结节性硬化症;以后转化为全面性、简单部分性和复杂部分性发作。频繁发作者多有违拗、固执和呆滞等性格改变。

(2)智力减退:多呈进行性加重,常伴有情绪不稳定、行为幼稚、易冲动和思维紊乱等精神症状。智力减退者几乎都有癫痫发作。

(3)少数患者有颅内压增高和神经系统阳性体征,如单瘫、偏瘫或锥体外系症状等。

3.眼部症状

50%的患者有视网膜和视神经胶质瘤。眼底检查在视盘或附近可见多个虫卵样钙化结节,或在视网膜周边有黄白色环状损害,易误诊为视盘水肿。

4.骨骼病变

骨质硬化及囊性变,多指(趾)畸形。

5.内脏损害

肾肿瘤和囊肿最常见,其次为心脏横纹肌瘤、肺癌和甲状腺癌等。

(1)肾损害:结节性硬化症肾脏损害也是导致患者死亡的主要原因,超过80%的患者伴有肾损害,如肾血管肌脂肪瘤、肾囊肿或肾细胞癌等。肾血管肌脂肪瘤活检其病理特征为厚壁血管、不成熟平滑肌细胞、脂肪组织良性肿瘤,常多个出现在患者两侧肾脏内,且肿瘤大小与数目随着患者年龄的增长而增大。小的肾血管肌脂肪瘤常无临床症状,但直径>4 cm的肿瘤就容易出现危及生命的大出血。尽管肾癌在结节性硬化症患者和普通人中的发病率相近,但结节性硬化症患者肾癌的平均发病年龄比普通人群早25年。

(2)肺损害:肺淋巴管平滑肌瘤病主要出现在育龄期女性患者,症状可进行性发展且临床预后不良。

6.实验室检查

实验室检查包括:①头颅平片可见脑内结节性钙化和因巨脑回而导致的巨脑回压迹;②头颅CT可发现侧脑室结节和钙化,皮质和小脑的结节,具有确诊意义;③脑电图检查可见高幅失律及各种癫痫波;④脑脊液检查正常。肾损害时可有蛋白尿和镜下血尿。基因分析可确定突变类型。

(二)诊断

根据典型的皮肤血管瘤、癫痫发作及智力减退,临床诊断不难。如CT检查发现颅内钙化灶及室管膜下结节,结合常染色体显性遗传家族史,可以确诊。婴儿痉挛和3个以上的色素脱失斑,也可确诊。基因诊断可确定该病的各亚型。若伴有肾脏或其他内脏肿瘤或脑电图检查异常也有助于诊断。

(三)治疗

由于结节性硬化症发病机制的阐明,近年来结节性硬化症的治疗取得了重要进展。

1.药物治疗

西罗莫司可用于结节性硬化症的肾脏血管肌脂瘤脑室管膜下巨细胞星形细

胞瘤的治疗,可使瘤体组织变小,控制肿瘤生长。可口服西罗莫司每次 1 mg,每天 1 次。

2.对症治疗

(1)癫痫发作可用拉莫三嗪、托吡酯。

(2)婴儿痉挛首先促肾上腺皮质激素或泼尼松龙口服治疗。

3.手术治疗

(1)脑室管膜下巨细胞星形细胞瘤有明显的占位效应或引起梗阻性脑积水,应积极手术切除,减轻压迫症状和脑积水。

(2)药物控制不佳的难治性癫痫,可手术切除含痫性灶的局部脑皮质,或行胼胝体切断术。

(3)面部皮肤血管纤维瘤可整容治疗。

三、脑面血管瘤病

脑面血管瘤病是由于基因缺陷导致外胚层和中胚层发育障碍而引起皮肤、眼、神经系统损害的常染色体显性或隐性遗传病,临床上以一侧头面部三叉神经分布区内有不规则血管斑痣、对侧偏瘫、偏身萎缩、青光眼、癫痫发作和智力减退为特征。

(一)临床表现

1.皮肤改变

出生即有的红葡萄酒色扁平血管痣沿三叉神经第 1 支范围分布,也可波及第 2、3 支,严重者可蔓延至对侧面部、颈部和躯干,少数可见于口腔黏膜。血管痣边缘清楚,略高出皮肤,压之不褪色。只有当血管痣累及前额和上睑时才会伴发青光眼和神经系统并发症,若只累及三叉神经第 2 支或第 3 支,则神经症状少。

2.神经系统症状

在 1 岁左右出现癫痫发作,发作后可有 Todd 瘫痪,且抗癫痫药难于控制,随着年龄的增长常有智力减退,注意力、记忆力下降,语言障碍和行为改变。脑面血管瘤对侧可有偏瘫和偏身萎缩。

3.眼部症状

30%的患者有青光眼和突眼,突眼是由于产前眼内压过高所致;枕叶受损出现同侧偏盲,还可有虹膜缺损、晶状体浑浊、视力减退、视神经萎缩等先天异常。

4.相关检查

相关检查包括:①2 岁后头颅 X 线片可显示特征性的与脑回外形一致的双

轨状钙化；②CT可见钙化和单侧脑萎缩；③MRI、正电子发射断层显像和单光子发射计算机断层显像可见软脑膜血管瘤；④数字减影血管造影可发现毛细血管和静脉异常，受累半球表面的毛细血管增生，静脉显著减少，上矢状窦发育不良；⑤脑电图显示受累半球脑电波波幅低，α波减少，这与颅内钙化的程度一致；可见痫性波；⑥视野检查可发现同侧偏盲。

(二)诊断

有典型的面部红葡萄酒色扁平血管瘤，加上一个以上的其他症状，如癫痫、青光眼、突眼、对侧偏瘫、偏身萎缩，即可诊断。头颅X线片特征性的与脑回一致的双轨状钙化及CT和MRI显示的脑萎缩和脑膜血管瘤，均有助于诊断。

(三)治疗

1.药物治疗

(1)癫痫发作：可选用卡马西平或丙戊酸钠。

(2)头痛：可选用加巴喷丁。

(3)认知功能障碍：可选用吡拉西坦。

(4)抑郁状态：可选用5-羟色胺再摄取抑制剂。

2.手术治疗

(1)对难治性癫痫可手术切除局部的痫性病灶。

(2)对青光眼和突眼可手术治疗。

第四章　脑血管疾病

第一节　短暂性脑缺血发作

短暂性脑缺血发作(transient ischemic attack,TIA)是指因脑血管病变引起的短暂性、局限性脑功能缺失或视网膜功能障碍。临床症状一般持续 10～20 分钟,多在 1 小时内缓解,最长不超过 24 小时,不遗留神经功能缺失症状,结构性影像学(CT、MRI)检查无责任病灶。凡临床症状持续超过 1 小时且神经影像学检查有明确病灶者不宜称为 TIA。

1975 年,曾将 TIA 定义限定为 24 小时,这是基于时间的定义。2002 年,美国 TIA 工作组提出了新的定义,即由于局部脑或视网膜缺血引起的短暂性神经功能缺损发作,典型临床症状持续不超过 1 小时,且无急性脑梗死的证据。TIA 新的基于组织学的定义以脑组织有无损伤为基础,更有利于临床医师及时进行评价,使急性脑缺血能得到迅速干预。

流行病学统计表明,15%的脑卒中患者曾发生过 TIA。不包括未就诊的患者,美国每年 TIA 发作人数估计为 20 万～50 万人。TIA 发生脑卒中率明显高于一般人群,TIA 后第 1 个月内发生脑梗死者占 4%～8%,1 年内占 12%～13%,5 年内增至 24%～29%。TIA 患者发生脑卒中在第 1 年内较一般人群高13～16 倍,是最严重的"卒中预警"事件,也是治疗干预的最佳时机,频发 TIA 更应以急诊处理。

一、病因与发病机制

(一)病因

TIA 病因各有不同,主要是动脉粥样硬化和心源性栓子。多数学者认为微栓塞或血流动力学障碍是 TIA 发病的主要原因,90% 左右的微栓子来源于心脏和动脉系统,动脉粥样硬化是 50 岁以上患者 TIA 的最常见的原因。

(二)发病机制

TIA 的真正发病机制至今尚未完全阐明。主要有血流动力学改变学说和微栓子学说。

1.血流动力学改变学说

TIA 的主要原因是血管本身病变。动脉粥样硬化造成大血管的严重狭窄,由于病变血管自身调节能力下降,当一些因素引起灌注压降低时,病变血管支配区域的血流就会显著下降,同时又可能存在全血黏度增高、红细胞变形能力下降和血小板功能亢进等,促进了微循环障碍的发生,从而使局部血管无法保持血流量的恒定,导致相应供血区域 TIA 的发生。血流动力学型的 TIA 在大动脉严重狭窄基础上合并血压下降,导致远端一过性脑供血不足症状,当血压回升时症状可缓解。

2.微栓子学说

大动脉的不稳定粥样硬化斑块破裂,脱落的栓子随血流移动,阻塞远端动脉,随后栓子很快发生自溶,临床表现为一过性缺血发作。动脉的微栓子的来源最常见的部位是颈内动脉系统。心源性栓子为微栓子的另一来源,多见于心房颤动、心瓣膜疾病及左心室血栓形成。

3.其他学说

脑动脉痉挛、受压学说,如脑血管受到各种刺激造成的痉挛或由于颈椎骨质增生压迫椎动脉造成缺血;颅外血管盗血学说,如锁骨下动脉严重狭窄,椎动脉脑血流逆行,导致颅内灌注不足等。

TIA 常见的危险因素包括高龄、高血压、抽烟、心脏病(冠心病、心律失常、充血性心力衰竭、心脏瓣膜病)、高血脂、糖尿病和糖耐量异常、肥胖、不健康饮食、体力活动过少、过度饮酒、口服避孕药或绝经后雌激素的应用、高同型半胱氨酸血症、抗心磷脂抗体综合征、蛋白 C/蛋白 S 缺乏症等。

二、病理

发生缺血部位的脑组织常无病理改变,但部分患者可见脑深部小动脉发生闭塞而形成的微小梗死灶,其直径<1.5 mm。主动脉弓发出的大动脉、颈动脉可见动脉粥样硬化性改变、狭窄或闭塞。颅内动脉也可有动脉粥样硬化性改变,或可见动脉炎性浸润。另外可有颈动脉或椎动脉过长或扭曲。

三、临床表现

TIA 多发于老年人,男性多于女性。发病突然,恢复完全,不遗留神经功能缺损的症状和体征,多有反复发作的病史。持续时间短暂,一般为 10～15 分钟,颈内动脉系统平均为 14 分钟,椎-基底动脉系统平均为 8 分钟,每天可有数次发作,发作间期无神经系统症状及阳性体征。颈内动脉系统 TIA 与椎-基底动脉系统 TIA 相比,发作频率较少,但更容易进展为脑梗死。

TIA 神经功能缺损的临床表现依据受累的血管供血范围而不同,临床常见的神经功能缺损有以下两种。

(一)颈动脉系统 TIA

最常见的症状为对侧面部或肢体的一过性无力和感觉障碍、偏盲,偏侧肢体或单肢的发作性轻瘫最常见,通常以上肢和面部较重,优势半球受累可出现语言障碍。单眼视力障碍为颈内动脉系统 TIA 所特有的,短暂的单眼黑蒙是颈内动脉分支——眼动脉缺血的特征性症状,表现为短暂性视物模糊、眼前灰暗感或云雾状。

(二)椎-基底动脉系统 TIA

常见症状为眩晕、头晕、平衡障碍、复视、构音障碍、吞咽困难、皮质性盲和视野缺损、共济失调、交叉性肢体瘫痪或感觉障碍。脑干网状结构缺血可能由于双下肢突然失张力,造成跌倒发作。颞叶、海马、边缘系统等部位缺血可能出现短暂性全面性遗忘症,表现为突发的一过性记忆丧失,时间、空间定向力障碍,患者有自知力,无意识障碍,对话、书写、计算能力保留,症状可持续数分钟至数小时。

血流动力学型 TIA 与微栓塞型 TIA 在临床表现上也有所区别(表 4-1)。

表 4-1　血流动力学型 TIA 与微栓塞型 TIA 的临床鉴别要点

鉴别要点	血流动力学型	微栓塞型
发作频率	密集	稀疏
持续时间	短暂	较长
临床特点	刻板	多变

四、辅助检查

治疗的结果与确定病因直接相关,辅助检查的目的就在于确定病因及危险因素。

(一)TIA 的神经影像学表现

普通 CT 和 MRI 扫描正常。MRI 灌注成像表现可有局部脑血流减慢,但不出现 MRI 弥散成像的影像异常。TIA 作为临床常见的脑缺血急症,要进行快速的综合评估,尤其是 MRI 检查(包括 MRI 弥散成像和 MRI 灌注成像),以便鉴别脑卒中、确定半暗带、制订治疗方案和判断预后。CT 检查可以排除脑出血、硬膜下血肿、脑肿瘤、动静脉畸形和动脉瘤等临床表现和 TIA 相似的疾病,必要时需行腰椎穿刺以排除蛛网膜下腔出血。CT 血管成像、磁共振血管成像有助于了解血管情况。梗死型 TIA 的概念是指临床表现为 TIA,但影像学上有脑梗死的证据,早期的 MRI 弥散成像检查发现,20%~40%临床上表现为 TIA 的患者存在梗死灶。但实际上根据 TIA 的新概念,只要出现了梗死灶就不能诊断为 TIA。

(二)血浆同型半胱氨酸检查

血浆同型半胱氨酸浓度与动脉粥样硬化程度密切相关,血浆同型半胱氨酸浓度水平升高是全身性动脉硬化的独立危险因素。

(三)其他检查

TCD 检查可发现颅内动脉狭窄,并且可进行血流状况评估和微栓子检测。血常规和生化检查也是必要的,神经心理学检查可能发现轻微的脑功能损害。双侧肱动脉压、桡动脉搏动、双侧颈动脉及心脏有无杂音、全血和血小板检查、血脂、空腹血糖及糖耐量、纤维蛋白原、凝血功能、抗心磷脂抗体、心电图、心脏及颈动脉超声、TCD、数字减影血管造影等,有助于发现 TIA 的病因和危险因素、评判动脉狭窄程度、评估侧支循环建立程度和进行微栓子的检测。有条件时应考虑经食管超声心动图检查,可能发现卵圆孔未闭等心源性栓子的来源。

五、诊断与鉴别诊断

(一)诊断

诊断只能依靠病史,根据血管分布区内急性短暂神经功能障碍与可逆性发作特点,结合 CT 排除出血性疾病后可考虑 TIA。确立 TIA 诊断后应进一步进行病因、发病机制的诊断和危险因素的分析。TIA 和脑梗死之间并没有截然的区别,两者应被视为一个疾病动态演变过程的不同阶段,应尽可能采用"组织学损害"的标准界定两者。

(二)鉴别诊断

鉴别需要考虑其他可以导致短暂性神经功能障碍发作的疾病。

1.局灶性癫痫后出现的 Todd 麻痹

局限性运动性发作后可能遗留短暂的肢体无力或轻偏瘫,持续 $0.5\sim36$ 小时后可消除。患者有明确的癫痫病史,脑电图检查可见局限性异常,CT 或 MRI 可能发现脑内病灶。

2.偏瘫型偏头痛

多于青年期发病,女性多见,可有家族史,头痛发作的同时或过后出现同侧或对侧肢体不同程度的瘫痪,并可在头痛消退后持续一段时间。

3.晕厥

由短暂性弥漫性脑缺血、缺氧所致,表现为短暂性意识丧失,常伴有面色苍白、大汗、血压下降,脑电图检查多数正常。

4.梅尼埃病

发病年龄较轻,发作性眩晕、恶心、呕吐,可与椎-基底动脉系统 TIA 相似,反复发作常合并耳鸣及听力减退,症状可持续数小时至数天,但缺乏中枢神经系统定位体征。

5.其他

血糖异常、血压异常、颅内结构性损伤(如肿瘤、血管畸形、硬膜下血肿、动脉瘤等)、多发性硬化等,也可能出现类似 TIA 的临床症状。临床上可以依靠影像学资料和实验室检查进行鉴别诊断。

六、治疗

TIA 是缺血性血管病变的重要部分。TIA 既是急症,也是预防缺血性血管病变的最佳和最重要时机。TIA 的治疗与二级预防密切结合,可降低脑卒中及其他缺血性血管事件的发生。TIA 症状持续 1 小时以上,应按照急性脑卒中流程进行处理。根据 TIA 病因和发病机制的不同,应采取不同的治疗策略。

(一)控制危险因素

TIA 需要严格控制危险因素,包括调整血压、血糖、血脂、同型半胱氨酸,以及戒烟、治疗心脏疾病、避免大量饮酒、有规律的体育锻炼、控制体重等。已经发生 TIA 的患者或高危人群可长期服用抗血小板药。肠溶阿司匹林为目前最主要的预防性用药之一。

(二)药物治疗

1.抗血小板聚集药物

阻止血小板活化、黏附和聚集,防止血栓形成,减少动脉微栓子。常用药物如下。

(1)阿司匹林肠溶片:通过抑制环氧化酶减少血小板内花生四烯酸转化为血栓烷 A_2 防止血小板聚集,各国指南推荐的标准剂量不同,我国指南的推荐剂量为 75～150 mg/d。

(2)氯吡格雷(75 mg/d):也是被广泛采用的抗血小板药,通过抑制血小板表面的二磷酸腺苷受体阻止血小板积聚。

(3)双嘧达莫:为血小板磷酸二酯酶抑制剂,缓释剂可与阿司匹林联合使用,效果优于单用阿司匹林。

2.抗凝治疗

考虑存在心源性栓子的患者应给予抗凝治疗。抗凝剂种类很多,肝素、低分子量肝素、口服抗凝剂(如华法林、香豆素)等均可选用,但除低分子量肝素外,其他抗凝剂如肝素、华法林等应用过程中应注意检测凝血功能,以避免发生出血。低分子量肝素每次 4 000～5 000 U,腹部皮下注射,每天 2 次,连用7～10 天,与普通肝素比较,生物利用度好,使用安全。口服华法林 6～12 mg/d,3～5 天后改为 2～6 mg/d维持,目标国际标准化比值范围为2.0～3.0。

3.降压治疗

血流动力学型 TIA 的治疗以改善脑供血为主,慎用血管扩张药,除抗血小板聚集、降脂治疗外,需慎重管理血压,避免降压过度,必要时可给予扩容治疗。在大动脉狭窄解除后,可考虑将血压控制在目标值以下。

4.生化治疗

防治动脉硬化及其引起的动脉狭窄和痉挛及斑块脱落的微栓子栓塞造成TIA。主要用药有:维生素 B_1,每次 10 mg,3 次/天;维生素 B_2,每次 5 mg,3 次/天;维生素 B_6,每次 10 mg,3 次/天;复合维生素 B,每次 10 mg,3 次/天;维生素 C,每次 100 mg,3 次/天;叶酸片,每次 5 mg,3 次/天。

(三)手术治疗

颈动脉剥脱术和颈动脉支架治疗适用于症状性颈动脉狭窄 70% 以上的患者,实际操作上应从严掌握适应证。仅为预防脑卒中而让无症状的颈动脉狭窄患者冒险手术不是正确的选择。

七、预后与预防

(一)预后

TIA 可使发生缺血性脑卒中的风险性增加。传统观点认为,未经治疗的 TIA 患者约 1/3 发展成脑梗死,约 1/3 可反复发作,约 1/3 可自行缓解。但如果经过认真细致的中西医结合治疗应该会降低脑梗死的发生概率。一般第一次 TIA 后,10%～20% 的患者在其后 90 天出现缺血性脑卒中,其中 50% 发生在第 1 次 TIA 发作后的 24～28 小时。预示脑卒中发生率增高的危险因素包括高龄、糖尿病、发作时间超过 10 分钟、颈内动脉系统 TIA 症状(如无力和语言障碍)。椎-基底动脉系统 TIA 发生脑梗死的概率较低。

(二)预防

近年来以中西医结合治疗本病的临床研究证明,在注重整体调节的前提下,病证结合,中医学辨证论治能有效降低 TIA 发作的频率及程度并降低形成脑梗死的危险因素,从而起到预防脑血管病事件发生的作用。

第二节　皮质下动脉硬化性脑病

皮质下动脉硬化性脑病(subcortical arteriosclerotic encephalopathy,SAE)又称宾斯旺格病。1894 年由 Otto Binswanger 首先报道 8 例,临床表现为进行性的智力减退,伴有偏瘫等神经局灶性缺失症状,尸检中发现颅内动脉高度粥样硬化、侧脑室明显增大、大脑白质明显萎缩,而大脑皮质萎缩相对较轻。为有别于当时广泛流行的梅毒引起的麻痹性痴呆,故命名为慢性进行性皮质下脑炎。此后,根据 Alzheimer 和 Nissl 等研究发现其病理的共同特征为较长的脑深部血管的动脉粥样硬化所致的大脑白质弥漫性脱髓鞘病变。1898 年,Alzheimer 又称这种病为 Binswanger 病。Olseswi 又称这种病为皮质下动脉硬化性脑病。临床特点为伴有高血压的中老年人进行性智力减退和痴呆;病理特点为大脑白质脱髓鞘而弓状纤维不受累,以及明显的脑白质萎缩和动脉粥样硬化。Rosenbger、Babikian、Fisher 等先后报道生前颅脑 CT 扫描发现双侧白质低密度灶,尸检符合本病的病理特征,由此确定了影像学结合临床对本病生前诊断的可能,并随着影像技术的广泛应用,对本病的临床检出率明显提高。

一、病因与发病机制

(一)病因

(1)高血压:Fisher曾总结72例病理证实的皮质下动脉硬化性脑病患者,68例(94%)有高血压病史,90%以上合并腔隙性脑梗死。高血压尤其是慢性高血压引起脑内小动脉和深穿支动脉硬化,管壁增厚及透明变性,导致深部脑白质缺血性脱髓鞘改变,特别是脑室周围白质为动脉终末供血,血管纤细,很少或完全没有侧支循环,极易形成缺血软化、腔隙性脑梗死等病变。因此,高血压、腔隙性脑梗死是皮质下动脉硬化性脑病非常重要的病因。

(2)全身性因素:心律失常、心肺功能不全、过度应用降压药等,均可造成脑白质特别是分水岭区缺血;心源性或血管源性栓子在血流动力学的作用下可随时进入脑内动脉的远端分支,造成深部白质的慢性缺血性改变。

(3)糖尿病、真性红细胞增多症、高脂血症、高球蛋白血症、脑肿瘤等也都能引起广泛的脑白质损害。

(二)发病机制

关于发病机制目前尚有争议。最初多数学者认为本病与高血压、小动脉硬化有关,管壁增厚及脂肪透明变性是其主要的发病机制。皮质下动脉硬化性脑病的病变主要位于脑室周围白质,此区域由皮质长髓支及白质深穿支动脉供血,两者均为终末动脉,其间缺少吻合支,很少或完全没有侧支循环,故极易导致脑深部白质血液循环障碍,因缺血引起脑白质大片脱髓鞘导致痴呆。后来有人提出,皮质下动脉硬化性脑病的病理在镜下观察可见皮质下白质广泛的髓鞘脱失,脑室周围、放射冠、半卵圆中心脱髓鞘,而皮质下的弓形纤维相对完好,根据该区血管解剖学特点,脑室周围白质和弓形纤维均应受损。大脑静脉引流特点为大脑皮质及皮质下白质由浅静脉引流,则大部分白质除弓形纤维外都会受损。由此推测白质脱髓鞘不是因动脉硬化供血不足引起的,而是静脉回流障碍引起的,这样也能解释临床有一部分患者没有动脉硬化却发生了皮质下动脉硬化性脑病的原因。近年来又有不少报道如心律失常、心肺功能不全、缺氧、低血压、过度应用降压药、糖尿病、真性红细胞增多症、高脂血症、高球蛋白血症、脑部深静脉回流障碍等都能引起广泛的脑白质脱髓鞘改变,故多数人认为本病为一综合征,是由多种能引起脑白质脱髓鞘改变的因素综合作用的结果。

脑室周围白质和半卵圆中心集中了与学习、记忆功能有关的大量神经纤维,故在脑室周围白质、半卵圆中心及基底节区发生缺血时会出现记忆改变、情感障碍及行为异常等认知功能障碍。

二、病理

（1）肉眼观察：病变主要在脑室周围区域。①大脑白质显著萎缩、变薄，呈灰黄色、坚硬的颗粒状；②脑室扩大、脑积水；③高度脑动脉粥样硬化。

（2）镜下观察：皮质下白质广泛髓鞘脱失，髓鞘染色透明化，而皮质下的弓形纤维相对完好，胼胝体变薄。白质的脱髓鞘可能有灶性融合，产生大片脑损害；或病变轻重不匀，轻者仅髓鞘水肿性变化及脱落（电镜可见髓鞘分解）。累及区域的少突胶质细胞减少和轴索减少，附近区域有星形细胞堆积。小的深穿支动脉壁变薄，内膜纤维增生，中膜透明脂质变性，内弹力膜断裂，外膜纤维化，使血管管径变窄（血管完全闭塞少见），尤以额叶明显。电镜可见肥厚的血管壁有胶原纤维增加和基底膜样物质沉着，平滑肌细胞却减少。基底节区、丘脑、脑干及脑白质部位常见腔隙性脑梗死。

三、临床表现

皮质下动脉硬化性脑病患者临床表现复杂多样。大多数患者有高血压、糖尿病、心律失常、心功能不全等病史，多有一次或数次脑卒中发作史；病程呈慢性进行性或卒中样阶段性发展，通常5～10年；少数可急性发病，可有稳定期或暂时好转。发病年龄多在55～75岁，男女发病无差别。

（一）智力障碍

智力障碍是皮质下动脉硬化性脑病最常见的症状，并是最常见的首发症状。

1.记忆障碍

记忆力减退明显或缺失，熟练的技巧退化、失认及失用等。

2.认知功能障碍

反应迟钝，理解、判断力差等。

3.计算力障碍

计算数字或倒数数字明显减慢或不能。

4.定向力障碍

视空间功能差，外出迷路，不认家门。

5.情绪性格改变

固执、自私、多疑、言语减少。

6.行为异常

表现为无欲,对周围环境失去兴趣,运动减少,穿错衣服,尿失禁,乃至生活完全不能自理。

（二）临床体征

大多数患者具有逐步发展累加的局灶性神经缺失体征。

1.假性延髓性麻痹

说话不清,吞咽困难,饮水呛咳,伴有强哭强笑。

2.锥体束损害

常有不同程度的偏瘫或四肢瘫,病理征阳性,掌颏反射阳性等。

3.锥体外系损害

四肢肌张力增高,动作缓慢,类似帕金森综合征样的临床表现,平衡障碍,步态不稳,共济失调。

有的患者也可以腔隙性脑梗死综合征的一个类型为主要表现。

四、辅助检查

（一）血液检查

检查血常规、纤维蛋白原、血脂、球蛋白、血糖等,以明确是否存在糖尿病、红细胞增多症、高脂血症、高球蛋白血症等危险因素。

（二）脑电图

约有 60% 的皮质下动脉硬化性脑病患者有不同程度的脑电图异常,主要表现为 α 波节律消失,α 波慢化,局灶或弥漫性 θ 波、δ 波增加。

（三）影像学检查

1.颅脑 CT 表现

（1）双侧对称性侧脑室周围弥漫性斑片状、无占位效应的较低密度影,其中一些不规则病灶可向邻近的白质扩展。

（2）放射冠和半卵圆中心内的低密度病灶与侧脑室周围的较低密度病灶不连接。

（3）基底节、丘脑、脑桥及小脑可见多发性腔隙灶。

（4）脑室扩大、脑沟轻度增宽。

以往 Goto 将皮质下动脉硬化性脑病的 CT 表现分为 3 型：I 型病变局限于额角与额叶,尤其是额后部；II 型病变围绕侧脑室体、枕角及半卵圆中心后部,累及大部或全部白质,边缘参差不齐;Ⅲ型病变环绕侧脑室,弥漫于整个半球。Ⅲ型和部分Ⅱ型对本病的诊断有参考价值。

2.颅脑 MRI 表现

(1)侧脑室周围及半卵圆中心白质散在分布的异常信号(T_1加权像病灶呈低信号,T_2加权像病灶呈高信号),形状不规则、边界不清楚,但无占位效应。

(2)基底节区、脑桥可见腔隙性脑梗死灶,矢状位检查胼胝体内无异常信号。

(3)脑室系统及各个脑池明显扩大,脑沟增宽、加深,有脑萎缩的改变。

Kinkel 等将颅脑 MRI 脑室周围高信号分为 5 型:0 型未见脑室周围高信号;Ⅰ型为小灶性病变,仅见于脑室的前区和后区,或脑室的中部;Ⅱ型侧脑室周围局灶非融合或融合的双侧病变;Ⅲ型脑室周围 T_2 加权像高信号改变,呈月晕状,包绕侧脑室,且脑室面是光滑的;Ⅳ型弥漫白质高信号,累及大部或全部白质,边缘参差不齐。

五、诊断与鉴别诊断

(一)诊断

(1)有高血压、动脉硬化及脑卒中发作史等。

(2)多数潜隐起病,缓慢进展加重,或呈阶梯式发展。

(3)痴呆是必须具备的条件,而且是心理学测验所证实存在的以结构障碍为主的认知障碍。

(4)有积累出现的局灶性神经缺损体征。

(5)影像学检查符合皮质下动脉硬化性脑病改变。

(6)排除阿尔茨海默病、无神经系统症状和体征的脑白质疏松症及其他多种类型的特异性白质脑病等。

(二)鉴别诊断

1.进行性多灶性白质脑病

进行性多灶性白质脑病是乳头状瘤空泡病毒感染所致,与免疫功能障碍有关。病理可见脑白质多发性不对称的脱髓鞘病灶,镜下可见组织坏死、炎症细胞浸润、胶质增生和包涵体。表现为痴呆和局灶性皮质功能障碍,急性或亚急性病程,3～6 个月死亡。多见于艾滋病、淋巴瘤、白血病或器官移植后服用免疫抑制剂的患者。

2.阿尔茨海默病

又称老年前期痴呆。老年起病隐匿、缓慢,进行性非阶梯性逐渐加重,出现记忆障碍、认知功能障碍、自知力丧失、人格障碍,神经系统阳性体征不明显。CT 扫描可见脑皮质明显萎缩及脑室扩张,无脑白质多发性脱髓鞘病灶。

3.血管性痴呆

血管性痴呆是由于多发的较大动脉梗死或多灶梗死后影响了中枢之间的联系而致病,常可累及大脑皮质和皮质下组织,其发生痴呆与梗死灶的体积、部位、数目等有关,绝大多数患者为双侧大脑中动脉供血区的多发性梗死。MRI 扫描显示为多个大小不等、新旧不一的散在病灶,与本病 MRI 检查的表现(双侧脑室旁、白质内广泛片状病灶)不难鉴别。

4.单纯脑白质疏松症

单纯脑白质疏松症与皮质下动脉硬化性脑病患者都有记忆障碍,病因、发病机制均不十分清楚。皮质下动脉硬化性脑病所具有的三主症(高血压、脑卒中发作、慢性进行性痴呆),单纯脑白质疏松症不完全具备,轻型单纯脑白质疏松症可能一个也不具备,两者是可以鉴别的。对于有疑问的患者应进一步观察,若随病情的发展,如出现皮质下动脉硬化性脑病所具有的三主症则诊断明确。

5.正常颅内压脑积水

可表现进行性步态异常、尿失禁、痴呆三联征,起病隐匿,病前有脑外伤、蛛网膜下腔出血或脑膜炎等病史,无脑卒中史,发病年龄较轻,腰椎穿刺颅内压正常,CT 可见双侧脑室对称性扩大,第三脑室、第四脑室及中脑导水管明显扩张,影像学上无脑梗死的证据。有时在 CT 和 MRI 上可见扩大的前角周围有轻微的白质低密度影,很难与皮质下动脉硬化性脑病区别;但皮质下动脉硬化性脑病早期无尿失禁与步行障碍,且正常颅内压脑积水双侧侧脑室扩大较明显、白质低密度较轻,一般不影响半卵圆心等,不难鉴别。

6.多发性硬化

多发性硬化为常见的中枢神经系统自身免疫性脱髓鞘疾病。发病年龄多为20～40 岁;临床症状和体征复杂多变,可确定中枢神经系统中有两个或两个以上的病灶;病程中有两次或两次以上缓解-复发的病史;多数患者可见寡克隆带阳性;诱发电位异常。根据患者发病年龄、起病及临床经过,两者不难鉴别。

7.放射性脑病

主要发生在颅内肿瘤放疗后的患者,临床以脑胶质瘤接受大剂量照射(35 Gy 以上)的患者为多见,还可见于各种类型的颅内肿瘤接受 γ 刀或 X 刀治疗后的患者。分为照射后短时间内迅速发病的急性放射性脑病和远期放射性脑病两种类型。临床表现为头痛、恶心、呕吐、癫痫发作和不同程度的意识障碍。颅脑CT平扫见照射脑区大片低密度病灶,占位效应明显。主要鉴别点是患者因病进行颅脑放疗后发生脑白质脱髓鞘。

8.弓形体脑病

见于先天性弓形体病患儿,出生后表现为精神和智力发育迟滞,癫痫发作,可合并有视神经萎缩、眼外肌麻痹、眼球震颤和脑积水。腰椎穿刺检查脑脊液压力正常,细胞数和蛋白含量轻度增高,严重感染者可分离出病原体。颅脑CT见沿双侧侧脑室分布的散在钙化病灶,MRI扫描见脑白质内多发的片状长 T_1、长 T_2 信号,可合并脑膜增厚和脑积水。血清学检查补体结合试验效价明显增高,间接荧光抗体试验阳性可明确诊断。

六、治疗

多数学者认为皮质下动脉硬化性脑病与血压有关;还有观察认为,合理的降压治疗较未合理降压治疗的患者发生皮质下动脉硬化性脑病的时间有显著性差异。本病的治疗原则是控制高血压、预防脑动脉硬化及脑卒中发作,治疗痴呆。

临床观察皮质下动脉硬化性脑病患者多合并有高血压,经合理的降压治疗能延缓病情的进展。降压药很多,根据患者的具体情况,正确选择药物,规范系统地治疗使血压降至正常范围 18.7/12.0 kPa(140/90 mmHg 以下),或达理想水平16.0/10.7 kPa(120/80 mmHg);抗血小板聚集药物是改善脑血液循环,预防和治疗腔隙性脑梗死的有效方法。

(一)双氢麦角碱类

可消除血管痉挛和增加血流量,改善神经元功能。常用双氢麦角碱,每次 0.5~1 mg,每天 3 次,口服。

(二)钙通道阻滞剂

增加脑血流、防止钙超载及自由基损伤。二氢吡啶类,如尼莫地平,每次 25~50 mg,每天 3 次,饭后口服;二苯烷胺类,如氟桂利嗪,每次 5~10 mg,每天 1 次,口服。

(三)抗血小板聚集药

常用阿司匹林,每次 75~150 mg,每天 1 次,口服。抑制血小板聚集,稳定血小板膜,改善脑循环,防止血栓形成;氯吡格雷推荐剂量每天 75 mg,口服,通过选择性抑制二磷酸腺苷诱导血小板的聚集;噻氯匹定,每次 250 mg,每天1次,口服。

(四)神经细胞活化剂

促进脑细胞对氨基酸磷脂及葡萄糖的利用,增强患者的反应性和兴奋性,增强记忆力。

1.吡咯烷酮类

常用吡拉西坦,每次 0.8～1.2 g,每天 3 次,口服;或茴拉西坦,每次 0.2 g,每天 3 次,口服。可增加脑内三磷酸腺苷的形成和转运,增加葡萄糖利用和蛋白质合成,促进大脑半球信息传递。

2.甲氯芬酯

可增加葡萄糖利用,兴奋中枢神经系统和改善学习记忆功能。每次 0.1～0.2 g,每天 3～4 次,口服。

3.阿米三嗪/萝巴新

由萝巴新(为血管扩张剂)和阿米三嗪(呼吸兴奋剂,可升高动脉血氧分压)两种活性物质组成,能升高血氧饱和度,增加供氧改善脑代谢。每次 1 片,每天 2 次,口服。

4.其他

如脑活素、胞二磷胆碱、三磷酸腺苷、辅酶 A 等。

(五)加强护理

对已有智力障碍、精神障碍和肢体活动不便者,要加强护理,以防止意外事故发生。

七、预后与预防

(一)预后

目前有资料统计本病的自然病程为 1～10 年,平均生存期 5 年,少数可达 20 年。大部分患者在病程中有相对平稳期。预后与病变部位、范围有关,认知功能衰退的过程呈不可逆进程,进展速度不一。早期治疗预后较好,晚期治疗预后较差。如果发病后大部分时间卧床,缺乏与家人的交流,言语功能和认知功能均迅速减退者,预后较差。死亡原因主要为全身衰竭、肺部感染、心脏疾病或发生新的脑卒中。

(二)预防

目前对皮质下动脉硬化性脑病尚缺乏特效疗法,主要通过积极控制危险因素预防皮质下动脉硬化性脑病的发生。

(1)多数学者认为本病与高血压、糖尿病、心脏疾病、高脂血症及高纤维蛋白原血症等有关,因此,首先对危险人群进行控制,预防脑卒中发作,选用抗血小板凝集药及改善脑循环、增加脑血流量的药物。有学者发现皮质下动脉硬化性脑病伴高血压患者,收缩压控制在 18.0～20.0 kPa(135～150 mmHg)可改善认知功能恶化。

(2)高度颈动脉狭窄者可手术治疗,有助于降低皮质下动脉硬化性脑病的发生。

(3)戒烟、控制饮酒及合理饮食;适当进行体育锻炼,增强体质。

(4)早期治疗:对早期患者给予脑保护和脑代谢药物治疗,临床和体征均有一定改善;特别是在治疗的同时进行增加注意力和改善记忆力方面的康复训练,可使部分患者的认知功能维持相对较好的水平。

第三节　高血压脑病

高血压脑病是指血压突然显著升高而引起的一种急性脑功能障碍综合征。可发生于各种原因所致的动脉性高血压患者中,其发病率约占高血压患者的5%。发病时血压突然升高,收缩压、舒张压均升高,以舒张压升高为主。临床上出现剧烈头痛、烦躁、恶心呕吐、视力障碍、抽搐、意识障碍甚至昏迷等症状,也可出现暂时性偏瘫、失语、偏身感觉障碍等。本病的特点是起病急、病程短,若及时降低血压,所有症状在数分钟或数天内可完全消失,而不留后遗症,否则可导致严重的脑功能损害,甚至死亡。病理特征主要是脑组织不同程度的水肿,镜下可出现玻璃样变性,即小动脉管壁发生纤维蛋白样坏死。

本病可发生于各种原因导致的动脉性高血压患者,成人舒张压>18.7 kPa(140 mmHg),儿童、孕妇或产妇血压>24.0/16.0 kPa(180/120 mmHg)可导致发病。新近发病或急速发病的高血压患者可在血压相对较低的水平发生本病,如儿童急性肾小球肾炎或子痫患者血压在 21.3/13.3 kPa(160/100 mmHg)左右即可发病。高血压脑病起病急,病死率高,故对其防治的研究显得尤为重要,目前西医治疗高血压脑病已取得了较好的成效。

一、病因与发病机制

(一)病因

(1)原发性高血压:当受情绪或精神影响时,血压迅速升高,可发生高血压脑病。

(2)继发性高血压包括肾性高血压、嗜铬细胞瘤、原发性醛固酮增多症、皮质醇增多症、某些肾上腺酶的先天缺陷、妊娠高血压、主动脉狭窄等引起的高血压及收缩期高血压。

(3)少部分抑郁症患者在服用单胺氧化酶抑制剂时可发生高血压脑病,吃过多富含酪胺的食物(奶油、干酪、扁豆、腌鱼、红葡萄酒、啤酒等)也可诱发高血压脑病。

(4)急、慢性脊髓损伤的患者,因膀胱充盈或胃肠潴留等过度刺激自主神经可诱发高血压脑病。

(5)突然停用高血压药物,特别是停用可乐亭也可导致高血压脑病。

(6)临床上应用环孢素时若出现头痛、抽搐、视觉异常等症状时,也应考虑为高血压脑病的可能。

总之,临床上任何原因引起的急进型恶性高血压均可能成为高血压脑病的发病因素。

(二)发病机制

1.脑血管自动调节机制崩溃学说

正常情况下,血压波动时可通过小动脉的自动调节维持恒定的脑血流量,即Bayliss效应,此调节范围限制在平均动脉压8.0～24.0 kPa(60～180 mmHg),在此范围内小动脉会随着血压的波动自动调节保持充足的脑血流量。而当平均动脉压迅速升高24.0 kPa(180 mmHg)以上时,可引起其自动调节机制破坏,使脑血管由收缩变为被动扩张,脑血流量迅速增加,血管内压超出脑间质压,血管内液体外渗,迅速出现脑水肿及颅内压增高,从而导致毛细血管壁变性坏死,出现点状出血及微梗死。

2.脑血管自动调节机制过度学说

又称小动脉痉挛学说,血压迅速升高,导致Bayliss效应过强,小动脉痉挛,血流量反而减少,血管壁缺血变性,通透性增加,血管内液外渗,引起水肿、点状出血及微梗死等。高血压脑病患者尸检时可见脑组织极度苍白,血管内无血,表明高血压脑病患者的脑血管有显著的痉挛。高血压脑病发生时,还可见身体其他器官也发生局限性血管痉挛,这也支持小动脉痉挛学说。

3.脑水肿学说

(1)有学者认为,上述两种机制可能同时存在。血压急剧升高后,先出现脑小动脉广泛的痉挛,继而出现扩张,造成小血管缺血变性,血管内液和血细胞外渗,引起广泛的脑水肿,从而出现点状出血及微血栓形成,甚至继发较大的动脉血栓形成,严重时因脑疝形成而致死。

(2)高血压脑病是急性过度升高的血压迫使血管扩张,通过动脉壁过度牵伸破坏了血-脑屏障,毛细血管通透性增加,使血浆成分和水分子外溢,细胞外液增加,继发血管源性水肿,导致神经功能缺损。

目前多数学者认为血管自动调节障碍是高血压脑病发病的主要因素。

二、病理

(一)肉眼观察

脑组织不同程度的水肿是高血压脑病的主要病理表现。严重脑水肿者,脑的重量可增加20%～30%。脑的外观呈苍白色,脑回变平,脑沟变浅,脑室变小,脑干常因颅内压增高而疝入枕骨大孔,导致脑干发生圆锥形的变形,脑的表面可有出血点,周围有大量的脑脊液外渗,浅表部位动脉、毛细血管及静脉可见扩张。切面呈白色,可见脑室变小、点状及弥散性小出血灶或微小狭长的裂隙状出血灶或腔隙性脑梗死灶。

(二)镜下观察

脑部小动脉管壁发生纤维蛋白样坏死,即玻璃样变性,血管内皮增殖,中层肥厚,外膜增生,血管腔变小或阻塞,形成本病所特有的小动脉病变。毛细血管壁变性或坏死,血-脑屏障结构破坏。血管周围有明显的渗出物,组织细胞间隙增宽,部分神经细胞变性坏死,但胶质细胞增生不多。长期高血压者,还可见到较大的脑动脉壁中层肥大,内膜呈粥样硬化。此外,也可在皮质及基底节区见到少数胶质细胞肿胀、神经元的缺血性改变及神经胶质的瘢痕形成。

三、临床表现

高血压脑病起病急骤,常因过度劳累、精神紧张或情绪激动诱发,病情发展迅速,急骤加重。起病前常先有动脉压显著升高,并有严重头痛、精神错乱、意识改变、周身水肿等症状,一般经 12～48 小时发展成高血压脑病,严重者仅需数分钟。大部分患者在出现症状时,立即嘱其卧床休息,并给予适当的降压治疗后,脑病往往可以消失而不发作;若血压继续升高则可转变为高血压脑病。本病发病年龄与病因有关,平均年龄为40岁;因急性肾小球性肾炎引起本病者多见于儿童或青年;因慢性肾小球肾炎引起者则以成年人多见;恶性高血压在30～45岁间最多见。高血压脑病的症状一般持续数分钟到数小时,最长可达1～2个月。若不进行及时降压或原发病治疗,使脑病症状持续较长时间,可造成不可逆的神经功能损伤,重者可因继发癫痫持续状态、心力衰竭或呼吸障碍而死亡。本病可反复发作,症状可有所不同。

(一)急性期

1.动脉压升高

原已有高血压者,发病时血压再度升高,舒张压往往升高至16.0 kPa(120 mmHg)以上,平均动脉压常在20.0～26.7 kPa(150～200 mmHg)。对于妊娠毒血症的妇女或急性肾小球肾炎儿童,发生高血压脑病时,血压波动范围较已有高血压的患者为小,收缩压可不高于24.0 kPa(180 mmHg),舒张压也可不高于16.0 kPa(120 mmHg)。新近起病的高血压患者脑病发作时的血压水平要比慢性高血压患者发作时的血压低。

2.颅内压增高

表现为剧烈头痛、呕吐、颈项强直及视盘水肿等颅内高压症;并出现高血压性视网膜病变,表现为眼底火焰状出血和动脉变窄及绒毛状渗出物。脑脊液压力可显著增高,甚至在腰椎穿刺时脑脊液可喷射而出,此时腰椎穿刺可促进脑疝的发生,故应慎行。

(1)头痛:为高血压脑病的早期症状,以前额或后枕部为主,咳嗽、紧张、用力时加重。头痛多出现于早晨,程度与血压水平相关,经降压及休息等相应治疗后头痛可缓解。

(2)呕吐:常在早晨与头痛伴发,可以呈喷射性,恶心可以不明显。其原因可能由于颅内压增高刺激迷走神经核所致,也可能是由于颅内高压、脑内的血液供应不足、延髓的呕吐中枢缺血缺氧而致。

(3)视盘水肿:指视盘表面和筛板前区神经纤维的肿胀,镜检发现视盘周围有毛刺样边界不清,随着水肿的发展,视盘边缘逐渐模糊、充血,颜色呈红色,视盘隆起,常超过2个屈光度,生理凹陷消失,视网膜静脉充盈、扩张、搏动消失,颅内压持续增高可出现血管周围点状或片状出血。眼底视网膜荧光照相可见视盘中央及其周边区有异常和扩张的毛细血管网,且有液体漏出。轻度视盘水肿可在颅内压增高几小时内形成,高度视盘水肿一般需要几天的时间,此期患者可出现视力模糊、偏盲或黑蒙等视力障碍症状,可能与枕叶水肿、大脑后动脉或大脑中动脉痉挛有关。颅内高压解除之后,视盘水肿即开始消退。

3.抽搐

抽搐是高血压脑病的常见症状,其发生率为 $10.5\%\sim41\%$,是由于颅内高压、脑部缺血缺氧、脑神经异常放电所致。表现为发作性意识丧失、瞳孔散大、两眼上翻、口吐白沫、呼吸暂停、皮肤发紫、肢体痉挛,并可有舌头咬破及大小便失禁等。发作多为全身性,也可为局限性,一般持续 $1\sim2$ 分钟后,痉挛停止。有的患者频繁发作,最后发展为癫痫持续状态,有些患者则因抽搐诱发心力衰竭而死亡。

4.脑功能障碍

(1)意识障碍:表现为兴奋,烦躁不安,继而精神萎靡、嗜睡、神志模糊等。若病情继续进展可在数小时或 $1\sim2$ 天出现意识障碍加重,甚至昏迷。

(2)精神症状:表现强哭、强笑、定向障碍、判断力障碍、冲动行为,甚至谵妄、痴呆等症状。

(3)脑局灶性病变:表现短暂的偏瘫、偏盲、失语、听力障碍和偏身感觉障碍等神经功能缺损症状。

5.阵发性呼吸困难

可能因呼吸中枢血管痉挛、局部脑组织缺血及局部酸中毒引起。

6.高血压脑病的全身表现

(1)视网膜和眼底改变:视网膜血管出现不同程度的损害,如血管痉挛、硬化、渗出和出血等。血管痉挛是视网膜血管对血压升高的自身调节反应;渗出是小血管壁通透性增加和血管内压升高所致;出血则是小血管在高血压作用下管壁破裂的结果。

(2)肾脏和肾功能:持续性高血压可引起肾小动脉和微动脉硬化、纤维组织增生,促成肾大血管的粥样硬化与血栓形成,从而使肾缺血、肾单位萎缩和纤维化。轻者出现多尿、夜尿等,重者导致肾衰竭。若为肾性高血压,血压快速升高后,又可通过肾小血管的功能和结构改变,加重肾缺血,加速肾脏病变和肾衰竭。

(二)恢复期

血压下降至正常后症状消失,辅助检查指标转入正常,一般可在数天内完全恢复正常。

四、辅助检查

(一)血液、尿液检查

高血压脑病本身无特异性的血、尿改变,若合并肾功能损害,可出现氮质血症,血中酸碱度及电解质紊乱,尿中可出现蛋白尿、白细胞、红细胞等改变。

(二)脑脊液检查

外观正常;多数患者脑脊液压力升高,多为中度升高,少数正常;细胞数多数正常,少数可有少量红细胞、白细胞;蛋白含量多数轻度增高,个别可达 1.0 g/L。

(三)脑电图检查

可见弥散性慢波或者癫痫样放电。急性期脑电图可出现两侧同步的尖、慢波,尤以枕部明显。严重的脑水肿可出现广泛严重的慢节律脑电活动波;当出现局灶性脑电波时可能存在有局灶病变。脑电图表现可以间接反映高血压脑病的严重程度。

(四)CT、MRI 检查

颅脑 CT 可见脑水肿所致的弥漫性白质密度降低,脑室变小。部分患者脑干及脑实质内可见弥漫性密度减低,环池狭窄。MRI 显示脑水肿呈长 T_1 与长 T_2 信号,这种信号可以在脑实质或脑干内出现,而且在液体抑制反转恢复序列不被抑制,而呈更明显的高信号;CT 和 MRI 的这种改变通常在病情稳定后 1 周左右消失。

五、诊断与鉴别诊断

(一)诊断依据

(1)有原发或继发性高血压等病史,发病前常有过度疲劳、精神紧张、情绪激动等诱发因素。急性或亚急性起病,病情发展快,常在 12～48 小时达高峰;突然出现明显的血压升高,尤以舒张压升高为主[＞16.0 kPa(120 mmHg)]。

(2)出现头痛、抽搐、意识障碍、呕吐、视盘水肿、偏瘫、失语、高血压性视网膜病变等症状和体征。眼底显示 3～4 级高血压视网膜病变。

(3)头颅 CT 或 MRI 显示特征性顶枕叶水肿。脑脊液清晰,部分患者压力可能升高,可有少量红细胞或白细胞,蛋白含量可轻度增高;合并尿毒症者尿中可见蛋白及管型,血肌酐、尿素氮可升高。

(4)经降低颅内压和血压后症状可迅速缓解,一般不遗留任何脑损害后遗症。

(5)需排除高血压性脑出血、特发性蛛网膜下腔出血及颅内占位性病变。

(二)鉴别诊断

1.高血压危象

(1)指高血压病程中全身周围小动脉发生暂时性强烈痉挛,导致血压急剧升高,引起全身多脏器功能损伤的一系列症状和体征。

(2)出现头痛、烦躁、恶心、呕吐、心悸、气促及视力模糊等症状。伴靶器官病变者可出现心绞痛、肺水肿或高血压脑病。

(3)血压以收缩压显著升高为主,常＞26.7 kPa(200 mmHg),也可伴有舒张压升高。

2.高血压性脑出血

(1)多发生于50岁以上的老年人,有较长时间的高血压动脉硬化病史。

(2)于体力活动或情绪激动时突然发病,有不同程度的头痛、恶心、呕吐、意识障碍等症状。

(3)病情进展快,几分钟或几小时内迅速出现肢体功能障碍及颅内压增高的症状。

(4)查体有神经系统定位体征。

(5)颅脑CT检查可见脑内高密度血肿区。

3.特发性蛛网膜下腔出血

(1)意识障碍常在发病后立即出现,血压升高不明显。

(2)有头痛、呕吐等颅内压增高的症状和脑膜刺激征阳性体征,伴或不伴有意识障碍。

(3)眼底检查可发现视网膜新鲜出血灶。脑脊液压力升高,为均匀血性脑脊液。

(4)脑CT可发现在蛛网膜下腔内或出血部位有高密度影。

4.原发性癫痫

(1)无高血压病史,临床症状与血压控制程度无关。

(2)具有发作性、短暂性、重复性、刻板性的临床特点。

(3)出现突发意识丧失、瞳孔散大、两眼上翻、口吐白沫、四肢抽搐等表现。

(4)脑电图见尖波、棘波、尖-慢波或棘-慢波等痫样放电。

(5)部分癫痫患者有明显的家族病史。

六、治疗

(一)高血压脑病急性期治疗

主要应降低血压和管理血压,降压药使用原则应做到迅速、适度、个体化。①发作时应在数分钟至 1 小时内使血压下降,原血压高的患者舒张压应降至 14.7 kPa(110 mmHg)以下,原血压正常者舒张压应降至 10.7 kPa(80 mmHg)以下,维持 1～2 周,以利于脑血管自动调节功能的恢复。②根据患者病情及心肾功能情况选用降压药,以作用快、有可逆性、无中枢抑制作用、毒性小为原则。③在用药过程中,严密观察血压变化,避免降压过快过猛,以防血压骤降而出现休克,导致心、脑、肾等重要靶器官缺血或功能障碍,如失明、昏迷、心绞痛、心肌梗死、脑梗死或肾小管坏死等。④血压降至一定程度时,若无明显神经功能改善甚至加重或出现新的神经症状,应考虑是否有脑缺血的可能,可将血压适当升高。⑤老年人个体差异大,血压易波动,故降压药应从小剂量开始,逐渐加大剂量,使血压缓慢下降。⑥注意血压、意识状态、尿量及尿素氮的变化,如降压后出现意识障碍加重,尿少,尿素氮升高,提示降压不当,应加以调整。⑦一般首选静脉给药,待血压降至适当水平后保持恒定 2～3 天,再逐渐改为口服以巩固疗效。

1.降压药

(1)硝普钠:能扩张周围血管、降低外周阻力而使血压下降,能减轻心脏前负荷,不增加心率和心排血量;作用快而失效也快,应在血压监护下使用。硝普钠 50 mg,加到 5%葡萄糖注射液 500 mL 中静脉滴注,滴速为 1 mL/min(开始每分钟按体重 0.5 μg/kg,根据治疗反应以每分钟 0.5 μg/kg 递增,逐渐调整剂量,常用剂量为每分钟按体重 3 μg/kg,极量为每分钟按体重 10 μg/kg),每 2～3 分钟测血压一次,根据血压值调整滴速使血压维持在理想水平;本药很不稳定,必须新鲜配制,并应在 12 小时内使用。

(2)硝酸甘油:5～10 mg 加到 5%葡萄糖注射液 250～500 mL 中静脉滴注,开始 10 μg/min,每 5 分钟可增加 5～10 μg,根据血压值调整滴速。硝酸甘油作用迅速,且不良反应小,适于合并有冠心病、心肌供血不足和心功能不全的患者使用。以上两药因降压快,静脉滴注过程也应使用血压监护仪,时刻监测血压,以防血压过度下降。

(3)利血平:通过耗竭交感神经末梢儿茶酚胺的贮藏、降低周围血管阻力、扩张血管而起到降血压作用,该药使用较安全,不必经常监护血压,但药量个体差异较大,从 250～500 mg 或更大剂量开始,而且起效较缓慢、降压力量较弱,不作为首选,可用于快速降压后维持用药。

(4)硫酸镁:有镇静、止痉及解除血管痉挛而降压的作用,可用于各种原因所致的高血压脑病,一般为妊娠高血压综合征所致子痫的首选药物。25%硫酸镁注射液 10 mL 肌内注射,必要时可每天2~3次,或将25%硫酸镁注射液溶于 500 mL 液体中静脉滴注。但应注意硫酸镁注射液使用过量会出现呼吸抑制,一旦出现立即用10~20 mL 的 10%葡萄糖酸钙注射液缓慢静脉注射以对抗。

(5)卡托普利:12.5 mg 舌下含服,无效 0.5 小时后可重复 1~2 次,有一定的降压效果。

(6)尼莫地平:针剂 50 mL 通过静脉输液泵以每小时 5~10 mL 的速度输入,较安全,个别患者使用降压迅速,输入过程应使用血压监护仪,根据血压调整输入速度,以防血压过度下降。

2.降低颅内压的药物

要选降低颅内压快的药物。

(1)20%甘露醇:125~250 mL 快速静脉滴注,每 4~6 小时1次,心肾功能不全者慎用,使用期间密切监控肾功能变化,注意监控水、电解质变化。

(2)甘油果糖:250 mL,每天 1~2 次,滴速不宜过快,以免发生溶血反应,心肾功能不全者慎用或禁用,其降低颅内压持续时间比甘露醇约长 2 小时,并无反跳现象,更适用于慢性高颅内压、肾功能不全或需要较长时间脱水的患者;使用期间需密切监控血常规的变化。

(3)呋塞米:20~40 mg,肌内注射或缓慢静脉滴注,1~1.5 小时后视情况可重复给药。

3.控制抽搐的药物

首选地西泮注射液,一般用量为 10 mg,缓慢静脉注射,速度应<2 mg/min,如无效可于 5 分钟后使用同一剂量再次静脉注射;或氯硝西泮,成人剂量为 1~2 mg,缓慢静脉注射,或用氯硝西泮4~6 mg加到0.9%氯化钠注射液 48 mL 中,通过静脉输液泵输入(每小时 4~6 mL),可根据抽搐控制情况调整泵入速度;或苯巴比妥0.1~0.2 g,肌内注射,以后每 6~8 小时重复注射 0.1 g;或 10%水合氯醛 30~40 mL,保留灌肠。用药过程应严密观察呼吸等情况。待控制发作后可改用丙戊酸钠或卡马西平等口服,维持 2~3 个月以防复发。

4.改善脑循环和神经营养的药物

由于脑水肿与脑缺血,因此在高血压脑病急性期治疗后,可给予改善脑循环和神经营养的药物,如脑活素、胞二磷胆碱等。

5.病因治疗

积极对高血压脑病的原发病进行治疗,对于高血压脑病的控制及恢复尤为重要。

(二)高血压脑病恢复期治疗

血压控制至理想水平后,可改口服降压药以巩固治疗,积极防治水、电解质及酸碱平衡失调;对有心力衰竭、癫痫、肾炎等病症的患者,应进行相应的治疗。

七、预后与预防

(一)预后

与以下因素有关。

1.病因

高血压脑病的预后视致病的原因而定,病因成为影响高血压脑病预后的重要因素。因而积极治疗原发病是本病治疗的关键。

2.复发

高血压脑病复发频繁者预后不良,如不及时处理,则会演变成急性脑血管疾病,甚至死亡。

3.治疗

高血压脑病的治疗重在早期及时治疗,预后一般较好,若耽误治疗时间,则预后不良。发作时病情凶险,但若能得到及时的降压治疗,预后一般较好。

4.并发症

高血压脑病若无并发症则预后较好,若并发脑出血或脑梗死则加重脑部损伤;合并高血压危象,可造成全身多脏器损害,更加重病情,预后不良。

5.降压

血压控制情况直接影响高血压脑病的预后,若降压效果不好,可使脑功能继续受到损伤;若血压降的太低,可造成脑缺血性损伤,加重脑损伤。

(二)预防

本病可发生于各种原因导致的动脉性高血压患者中;成人舒张压＞18.7 kPa(140 mmHg),儿童、孕妇或产妇血压＞24.0/16.0 kPa(180/120 mmHg),可导致发病。新近发病或急速发病的高血压患者可在血压相对较低的水平发生本病,如儿童急性肾小球肾炎或子痫患者血压在 21.3/13.3 kPa(160/100 mmHg)左右即可发生。高血压脑病起病急、病死率高,故对其预防显得尤为重要。

（1）控制高血压：积极治疗各种原因导致的动脉性高血压，使血压控制在正常水平。

（2）控制体重：所有高血压肥胖者，减轻体重可使血压平均下降约 15%。强调低热量饮食必须与鼓励体育活动紧密结合，并持之以恒。

（3）饮食方面：限制食盐量，食盐日摄入量控制在 5 g 左右，并提高钾摄入，有助于轻、中度高血压患者血压的降低；限制富含胆固醇的食物，以防动脉粥样硬化的发生和发展；避免服用单胺氧化酶抑制剂或进食含酪胺的食物，以防诱发高血压脑病。

（4）增强体质：经常坚持适度的体力活动，可预防和控制高血压。

（5）积极治疗和控制各种容易引起高血压脑病的诱因。

第四节　肺　性　脑　病

肺性脑病是慢性肺胸疾病患者发生呼吸衰竭时，因缺氧和二氧化碳潴留所致的神经精神功能紊乱综合征。临床特征为原有的呼吸衰竭症状加重并出现神经精神症状，如神志恍惚、嗜睡和谵妄，甚至昏迷、四肢抽搐等。肺源性心脏病简称"肺心病"，合并肺性脑病者高达 20%，病死率 32.2%～77%，居肺心病死因之首。

一、病因与发病机制

（一）病因

1.通气功能障碍

（1）阻塞性通气障碍：如慢性支气管炎、慢性阻塞性肺疾病、支气管哮喘等可使气道分泌物增多；支气管黏膜炎性肿胀充血、黏液腺增生及管壁增厚、支气管收缩使管腔狭窄，或由于肺泡壁中弹力纤维破坏和肺泡间隔缺失引起肺弹力降低，呼气时细支气管闭塞等因素产生阻塞性通气障碍。进而影响肺泡通气量，使氧气的吸入和二氧化碳排出受阻，引起动脉血氧分压下降和动脉血二氧化碳分压上升。

（2）限制性通气障碍：肺膨胀受限，如气胸、大量胸腔积液、大量腹水、腹膜炎、重度肥胖、胸膜粘连、胸廓变形或畸形等，都使胸壁顺应性下降和胸腔容积减小,肺活量降低和通气不足,从而使肺泡与血液间的气体交换不足,导致动脉血氧分压下降和动脉血二氧化碳分压上升。其他,如重症肌无力、肌萎缩性侧索硬化症等可因呼吸肌损害致通气不足而引起呼吸衰竭。

2.换气功能障碍

如弥漫性肺间质纤维化、肺栓塞、急性呼吸窘迫综合征、各种外源性肺泡炎、肺尘埃沉着症(尘肺)、各种结缔组织病引起的肺脏病变、放射性肺炎等疾病可引起肺泡壁中纤维组织增生变厚,炎性渗出或液体积存等;肺泡表面活性物质合成减少、消耗增加,使其表面张力增加,限制了肺泡扩张,使肺泡膨大受限,通气不足,进而肺泡与血液间气体交换不足,引起动脉血氧分压下降和动脉血二氧化碳分压上升;肺血管病变可引起通气血流比例失调,也可影响气体交换,导致呼吸衰竭的发生。

(二)发病机制

1.低氧血症

严重缺氧,体内无氧代谢增强,可导致细胞氧化过程障碍,脑中三磷酸腺苷生成减少及消耗增加,钠泵运转失灵,Na^+ 不能泵出细胞外,脑细胞内渗透压增升,导致脑细胞内水肿。另外,缺氧时,体内乳酸堆积而致乳酸酸中毒。缺氧使脑血管扩张,并可直接损伤血管内皮细胞,使其通透性增加,导致脑间质性水肿。

2.二氧化碳潴留及酸碱失衡

慢性二氧化碳潴留时机体可发挥代偿作用,使二氧化碳升高的水平与临床表现不一致。正常时脑脊液的 pH、HCO_3^- 含量低于动脉血,而二氧化碳含量却高于动脉血,因为脑脊液中碳酸酐酶含量极少,不易形成 HCO_3^-,而二氧化碳却容易通过血-脑屏障。少量二氧化碳可兴奋呼吸中枢,使通气量增加;但动脉血二氧化碳分压升高到正常的两倍时,能很快与脑脊液中二氧化碳达到平衡,使脑脊液的 pH 下降,对呼吸中枢产生抑制作用,引起不同程度的嗜睡。二氧化碳潴留也使脑血管扩张,血流量增加,加重了缺氧引起的脑水肿和颅内高压。脑脊液的 pH 下降,使 H^+ 向细胞内转移,加重脑细胞内酸中毒,降低溶酶体膜的稳定性,释放出各种水解酶。这些酶可致脑细胞死亡,并作用于 γ 球蛋白,生成缓激肽,使血管对儿茶酚胺的反应性降低,加重脑循环障碍,进一步损伤脑功能。

二、病理

肺性脑病的脑组织形态学改变主要为脑水肿、淤血、神经细胞肿胀及各种变性;小血管漏出性出血及小圆细胞或小胶质细胞渗出或增生、浸润等。缺氧主要引起神经细胞肿胀、淤血和漏出性出血；二氧化碳潴留主要引起脑水肿，使脑压升高，重者可出现脑疝，但以上改变并无特异性。临床上诊断为肺性脑病患者，病理检查有50％脑部未发现病理改变，其神经症状大多由脑功能代谢障碍所致，部分患者虽有轻度脑水肿、充血及点状出血等器质性损害，而颅内压增高并不明显。但反复发病的重症肺性脑病者，脑神经细胞可出现出血、坏死，形成小液化灶，均为不可逆病变。肉眼观察大体脑标本显示脑白质体积增大，脑沟变浅，脑回变平，颜色呈茶色或苍白色。电镜观察双侧半球标本显示轻度星形胶质细胞肿胀，轻度血管内皮细胞肥大，其内质网小池中度扩大及吞饮泡的数目增多。

三、临床表现

（一）症状与体征

1.呼吸困难与发绀

呼吸困难明显，二氧化碳麻醉时呼吸变浅变慢，可伴发绀，但严重贫血时可无发绀。

2.头痛头昏及记忆力减退

常见于肺性脑病早期，患者神志清楚，主诉头痛、头昏、精神疲倦、记忆力减退、工作能力下降等。50％以上的患者出现头或额、枕部剧烈的顽固性头痛，以夜间和早晨加重为特征。

3.运动障碍及其他脑局灶损害征象

常见各种不自主运动，早期可出现姿位性粗大无节律震颤，称为扑翼样震颤；有时可发生偏瘫失语及感觉障碍，表现为突发性的肢体无力、麻木感；约30％的患者发生癫痫发作。

4.颅内压增高

大部分患者可出现颅内压增高，表现为头痛、呕吐、视盘水肿，严重者可致脑疝。

5.眼部症状

球结膜充血水肿，瞳孔忽大忽小，后者是早期脑疝征象。

6.反射变化

多数患者可出现足跖反射暴露不明显或巴宾斯基征阳性，腱反射亢进或减弱、消失或正常。

7.精神障碍

可出现不同程度的意识障碍，如兴奋、烦躁不安、胡言乱语、躁狂忧郁，表情淡漠,定向力、判断力异常;或出现幻觉、妄想;或嗜睡、昏睡、昏迷。

8.循环系统

早期血压偏高,心率加快,多汗;晚期周围循环衰竭时血压下降,甚至休克。常有各种心律失常、肺心病及右心衰竭体征;也可出现弥散性血管内凝血表现。

9.消化系统和泌尿系统

食欲缺乏或厌食、恶心、呕吐、腹胀、黑便、呕血;口腔黏膜糜烂、溃疡;黄疸、肝大及触痛;水肿。

(二)临床分型

1.轻型肺性脑病

神志恍惚,表情淡漠,嗜睡,精神异常或兴奋,多语,神经系统阳性体征不明显。

2.中型肺性脑病

神志模糊,谵妄、躁动或语无伦次,肌肉轻度抽动。对各种刺激反应减退,瞳孔对光反射迟钝。常无上消化道出血或弥散性血管内凝血等并发症。

3.重型肺性脑病

昏迷,对各种刺激无反应,深反射消失或出现病理反射,瞳孔或扩大或缩小。或伴有癫痫样抽搐,上消化道出血,弥散性血管内凝血或休克。

(三)并发症

1.休克

以感染性休克多见,其他还有心源性及低血容量性休克。

2.上消化道出血

其发生机制主要是:①呼吸衰竭引起的缺氧和高碳酸血症,以及右心衰竭所致的循环淤血,造成上消化道黏膜充血水肿,糜烂坏死。②或因高碳酸血症,胃壁细胞碳酸酐酶的活性增加,H^+释放增多,胃酸分泌增加,在缺氧胃黏膜抗酸力低下的情况下极易发生应激性溃疡出血。

3.弥散性血管内凝血

其发生的主要机制是严重缺氧及感染导致毛细血管内皮损伤,进而激活凝血及纤溶系统,导致全身微血栓形成,凝血因子大量消耗并继发纤溶亢进。

此外还有肾衰竭、肝衰竭、电解质紊乱等。

四、辅助检查

(一)血常规

白细胞和中性粒细胞计数常见增多;红细胞计数及血红蛋白含量也常增多。

(二)尿常规

有少量蛋白及红、白细胞。

(三)血生化

血清尿素氮、肌酐可轻度增高;缓解期可恢复正常。血钾或增高(酸中毒)或降低(长期消耗、摄入不足、利尿);低钠、低氯血症也常见。

(四)痰培养

社区感染多见肺炎链球菌、流感嗜血杆菌等,而院内感染常以革兰氏阴性菌、金黄色葡萄球菌为主,二重感染以真菌常见。

(五)血气分析

pH 多降至 7.35 以下;动脉血氧分压降低,多<7.5 kPa(55 mmHg);动脉血二氧化碳分压明显升高,多>9.3 kPa(70 mmHg);二氧化碳结合力增高,标准碳酸氢盐和剩余碱的含量增加。

(六)X 线检查

因原发肺胸疾病的不同,X 线的表现不尽相同,但一般多见右下肺动脉干扩张,横径≥15 mm;肺动脉段明显突出或其高度≥3 mm;肺动脉圆锥显著突出,高度≥7 mm;右心室增大。

(七)心电图检查

电轴右偏,额面平均电轴≥+90°,重度顺时针转位。$RV_1+SV_5≥1.05$ mV,V_1 导联 R/S>1,V_1、V_2 甚至延及 V_3 出现 QS 图形(须排除心肌梗死)。其他如肺型 P 波等。

(八)脑脊液检查

部分患者脑脊液压力可有不同程度的升高,pH 降低,偶见红细胞。

(九)脑电图

早期出现不同程度的慢波,后头部 α 节律减少,频率减慢;昏迷时,脑电图呈弥漫性低-中波幅 δ 慢波活动。也可见三相波和周期性及不规则中等波幅、高波幅 θ 节律和/或 δ 节律。

五、诊断与鉴别诊断

(一)诊断

(1)有慢性肺胸疾病伴呼吸衰竭病史。

(2)有加重呼吸功能损害导致呼吸衰竭的诱发因素,如呼吸道感染使呼吸道阻塞加重;安眠药或镇静剂应用使呼吸中枢抑制加重;进食少、消化道功能紊乱引起的呕吐、腹泻,利尿剂或肾上腺皮质激素应用等产生的电解质紊乱,以及并发休克、自发性气胸等。

(3)临床表现有意识障碍、神经定位体征;血气分析有肺功能不全及二氧化碳潴留表现,如动脉血氧分压<7.3 kPa(55 mmHg),动脉血二氧化碳分压>9.3 kPa(70 mmHg),pH降至7.35以下。

(4)排除了其他原因引起的精神神经障碍。

(二)鉴别诊断

1.急性脑血管疾病

(1)发病多突然。

(2)常伴有高血压或动脉硬化的病史。

(3)常有三偏征等神经系统定位征。

(4)脑CT检查提示脑实质血肿或梗死灶。

2.感染中毒性脑病

临床上以小儿最为常见,是机体对病毒感染或细菌毒素产生变态反应或变态反应所致的脑功能障碍。多见于急性感染的早期。

3.肝性脑病

(1)有引起肝细胞衰竭和广泛门-体分流的基础疾病。

(2)有明显的肝功能损害。

(3)血氨增高或血浆氨基酸改变。

4.尿毒症脑病

(1)表现为注意力不集中,抑郁和失眠甚至出现嗜睡、谵妄、幻觉及昏迷。

(2)有各种原发性或继发性肾脏疾病。

(3)肾功能减退,水、电解质和酸碱平衡失调。

5.糖尿病昏迷。

(1)有糖尿病病史。

(2)发病前有导致血糖增高的各种诱因。

（3）血糖明显增高,酮症酸中毒者有特殊的烂苹果味。

六、治疗

(一)控制呼吸道感染

有效的抗感染治疗可消除呼吸道黏膜充血、水肿,使痰液稀薄、减少,呼吸道阻塞改善,通气功能增强。临床根据经验或痰涂片革兰氏染色结果初步选用抗生药:轻、中症感染者应用第二、三代头孢菌素、β-内酰胺类/β-内酰胺类酶抑制剂;青霉素过敏者可选用喹诺酮类或克林霉素联合大环内酯类;重症感染者应用广谱β-内酰胺类/β-内酰胺类酶抑制剂联合大环内酯类抗生素;喹诺酮类联合氨基苷类;碳青霉烯类联合大环内酯类或同时联用氨基糖苷类;必要时联合万古霉素(针对甲氧西林耐药菌株)。有铜绿假单胞菌感染危险因素时,选用具有抗假单胞菌活性的β-内酰胺类抗生素,联合静脉注射大环内酯类或喹诺酮类等;有真菌感染时,应选用有效抗真菌药物。注意及时通过病原学和药敏检测结果正确选用、调整抗菌药物。

(二)改善呼吸功能,抢救呼吸衰竭

采取综合措施,包括清除痰液、缓解支气管痉挛、通畅呼吸道等,是治疗呼吸衰竭和肺性脑病的最基本措施。

1.祛痰及湿化气道、稀释痰液

除口服复方甘草合剂、溴己新、氨溴索、乙酰半胱氨酸等稀释痰液的药物外,雾化吸入是湿化气道、稀释痰液的治疗方法。雾化方式有射流雾化和超声雾化,雾化液中可加入抗菌药、糜蛋白酶、氨溴索、β_2 受体激动剂、地塞米松等。勤翻身、拍背、鼓励咳嗽等都是最有效的排痰方法。患者无力咳嗽时,可通过纤维支气管镜、气管插管或气管切开吸痰。

2.支气管舒张剂

常用 β_2 受体激动剂、抗胆碱能药物及茶碱类药物。上述药物的联合使用效果比单用为好。

（1）β_2 受体激动剂:主要有沙丁胺醇和特布他林等,吸入数分钟内开始起效,15～30 分钟达到峰值,持续 4～5 小时。沙丁胺醇气雾吸入,每次 0.1～0.2 mg,必要时每 4～6 小时 1 次。特布他林气雾剂,每次100～200 μg,每天 3～4 次。

（2）抗胆碱能药物:主要有溴化异丙托品,起效较 β_2 受体激动剂慢,但持续时间长,30～90 分钟达最大效果,持续 4～6 小时。剂量为每次 40～80 μg(每喷 20 μg),每天 3～4 次,与 β_2 受体激动剂联用有协同作用。选择性 M_1/M_3 受体阻滞剂噻托溴铵由于作用时间长,每天 1 次。

(3)茶碱类药物:具有舒张支气管平滑肌的作用,并具有强心、利尿、扩张冠状动脉、兴奋呼吸中枢和呼吸肌的作用。氨茶碱片,成人口服一般剂量为每次0.1 g,每天 3 次;长效缓释片为每次 0.1～0.2 g,每天 1～2 次;静脉滴注剂量为每次0.25～0.5 g,稀释成 250～500 mL 缓慢静脉滴注,每天 1 次。

3.糖皮质激素

因具有强力消除气道非特异性炎症作用和增加 β₂ 受体激动剂的作用,从而改善气道阻塞,如布地奈德混悬液在临床上也常应用。

(三)吸氧

肺性脑病缺氧伴二氧化碳潴留时,为保持化学感受器对缺氧的敏感性,使之在有二氧化碳麻醉时仍起呼吸推动作用,应低浓度持续给予,即吸入氧浓度先从25%开始,因为只要吸氧浓度提高 2%,就可以提高动脉血氧分压 2.0 kPa(15 mmHg),不致减弱化学感受器的呼吸驱动作用。待病情好转后,动脉血二氧化碳分压下降,呼吸中枢敏感性恢复时,再逐渐增加吸氧浓度,但一般不超过33%。主要方法有鼻导管或鼻塞法、面罩法、经气管氧疗及经机械通气供氧。使用过程中要注意严密观察呼吸、神志及发绀的变化;保持呼吸道湿化、恒温;防止氧中毒。

(四)纠正酸碱失衡及电解质紊乱

呼吸性酸中毒给予低流量持续吸氧;应用呼吸兴奋剂,必要时应用机械通气;控制感染,加强排痰,使呼吸道通畅;适当补碱。呼吸性酸中毒合并代谢性碱中毒:积极去除病因,纠正低钾、低氯,可补氯化钾每天 3～6 g,并应补镁。碱中毒严重者(pH>7.5),静脉滴注盐酸精氨酸 20 g,也可给予乙酰唑胺 0.25 g,每天2 次,短期应用。

(五)血管扩张剂

常用的药物有硝苯地平、维拉帕米、酚妥拉明及多巴酚丁胺。钙通道阻滞剂能扩张支气管及血管平滑肌,抑制黏液腺分泌,解除气道痉挛,改善通气,从而纠正缺氧及二氧化碳潴留。此外,维拉帕米还可缓解呼吸衰竭及氨茶碱造成的心动过速。①硝苯地平:用 10～20 mg,口服或舌下含服,每天 3 次。②维拉帕米:10～15 mg 与氨茶碱配用。③酚妥拉明:可通过阻滞交感神经,拮抗儿茶酚胺作用而扩张血管平滑肌,降低肺动脉压,减轻水肿,兴奋 β 受体,增加冠脉血流及心肌收缩力,提高心脏指数,改善脑循环,使呼吸中枢兴奋性增高,对肺性脑病有促醒作用。常用酚妥拉明 10～20 mg 加到 5% 葡萄糖注射液 250～500 mL 中静脉滴注。但对血压偏低者,酚妥拉明应慎用,必要时可加用多巴胺维持正常血压,以免诱发脑梗死。

(六)控制心力衰竭

1.利尿剂

一般以间歇、小量呋塞米及螺内酯交替使用为妥,目的为降低心脏的前、后负荷,增加心排血量,减轻呼吸困难。使用时应注意此类制剂引起血液浓缩、痰液黏稠,加重气道阻塞、电解质紊乱及心律失常。

2.强心剂

以选用作用快、排泄快的药物为原则,一般为常用剂量的 1/2 或 2/3。常用药物有毛花苷 C、毒毛花苷 K。

(七)控制心律失常

除对症处理外,需注意治疗病因,包括控制感染、纠正缺氧、纠正酸碱和电解质平衡失调等。但使用抗心律失常药物时应避免选用普萘洛尔等 β 受体阻滞剂,以免引起气道痉挛。

(八)改善血液高凝状态

该类患者由于长期处于低氧血症状态,继发性红细胞增多,可使血细胞比容增高;感染使血管内皮细胞受损,激活凝血因子,引起血小板聚集,全血黏度增加,同时纤维蛋白原大量增加;低氧血症刺激肾素-血管紧张素-醛固酮系统,引起全身血管痉挛收缩,使血液流变学异常,致使高凝状态加重。上述诸多因素使机体内环境极度紊乱,此时机体处于缓慢发展的高凝状态,即弥散性血管内凝血早期。肝素治疗能改善血液流变学指标,其作用机制为:降低血液黏滞性,改善脏器微循环;抗凝血酶作用;防止血小板释放 5-羟色胺等介质,激活和释放肺泡壁的脂蛋白酶;抗炎,抗过敏,抗渗出作用。

(九)纠正脑水肿

甘露醇除有强力的高渗脱水、改善脑缺氧的作用外,还有降低血液黏度、改善肺循环及气血比例失调、增加肾小球滤过率等特点,但大剂量使用易加重体内原有的高血容量状态,导致心肾功能进一步恶化。因此主张小剂量间歇给药,20% 甘露醇 125 mL 快速静脉滴注,15 分钟内滴完,每 6 小时 1 次;同时应用呋塞米 20 mg 静脉注射,每天 2～3 次,病情稳定后逐渐减量。人血清蛋白能提高胶体渗透压,减轻脑水肿,还能提高机体的反应免疫功能。可用 20% 人血清蛋白50 mL静脉滴注,每天2次。

(十)改善通气

增加肺泡通气量,才能有效地排出二氧化碳,纠正二氧化碳潴留。

1.应用呼吸兴奋剂

呼吸兴奋剂能兴奋呼吸中枢和外周化学感受器,增加呼吸频率和潮气量以改善通气。先用尼可刹米0.75 g静脉注射,而后用3.75 g加到5%葡萄糖注射液500 mL中,按每分钟25～30滴静脉滴注。如有效,可见呼吸加深,发绀减轻,神志逐渐清醒,动脉血氧分压升高,动脉血二氧化碳分压下降。也可用其他呼吸兴奋剂,如洛贝林12 mg和哌甲酯20 mg加到5%葡萄糖注射液500 mL中静脉滴注。对以中枢抑制为主所致的呼吸衰竭,呼吸兴奋剂疗效较好。由于呼吸兴奋剂应用方便、经济,在无机械通气时,暂时可起急救作用,但如应用12小时以上,患者神志及动脉血氧分压、动脉血二氧化碳分压均无改善时,则应及时考虑气管插管或气管切开,进行机械通气。近年来,纳洛酮因能抑制β-内啡肽受体,兴奋呼吸中枢,改善脑皮质供血,使脑细胞功能得到保护和恢复而逐渐应用于肺性脑病的治疗。首剂负荷量0.8 mg加到0.9%氯化钠注射液20 mL中静脉推注,以后给予纳洛酮注射剂1.6 mg加到5%葡萄糖注射液250 mL中,缓慢持续静脉滴入,每天1次。

2.机械通气

机械通气通过借助人工装置的机械力量产生或增强患者的呼吸动力和功能,以保证充分的通气和氧合。在经过氧疗和呼吸兴奋剂治疗后,神志障碍无好转,发绀加重,动脉血氧分压<6.7 kPa(50 mmHg);动脉血二氧化碳分压进行性升高,pH动态下降;潮气量<200 mL,呼吸频率>35次/分;或呼吸极度减弱或停止者应用机械通气治疗,以增加通气量和提高适当的氧浓度,在一定程度上改善换气功能和减少呼吸做功的消耗,使肺性脑病患者的缺氧、二氧化碳潴留和酸碱失衡得到不同程度的改善和纠正。呼吸机与患者的连接方式有鼻面罩、喉罩、气管插管术和气管切开术等。综合临床各项指标选择和制定合理的通气模式,并在治疗过程中根据病情的变化做相应调整。常用的有辅助/控制模式、同步间歇指令通气模式、压力支持通气模式、压力控制通气模式等。注意呼吸频率、潮气量、触发灵敏度、气体流量和形式、吸入氧浓度、呼气末正压通气水平等主要参数。并注意防治机械通气的并发症,如通气不足、过度通气、循环障碍、气压伤、呼吸机相关性肺炎、胃肠充气、消化道黏膜损伤和出血,以及少尿与水钠潴留等。

七、预后与预防

(一)预后

(1)与动脉血气中的 pH、动脉血二氧化碳分压有关:pH 越低预后越差,动脉血二氧化碳分压越高预后越差。

(2)与感染程度有关:感染越重,预后越差。

(3)与体质、年龄有一定关系:体质越差,年龄越大,预后越差。

(4)与病程有一定关系:病程越长,昏迷的时间越长,预后越差。

(5)与氧疗有关:坚持长期家庭氧疗的患者预后相对较好。

(6)与治疗是否及时有关,如抗感染是否有效,改善通气是否及时等因素有关。

(二)预防

(1)注意饮食起居,适当锻炼,戒烟酒,补充适量的蛋白质,慎食生冷、肥甘滋腻之物。若伴神疲纳少,舌质淡、苔薄白,脉濡细者,可用薏苡仁煮粥,长期食用可健脾利湿,绝生痰之源。

(2)加强原发病的治疗及配合中医药调理。急性期应及早就医,合理使用抗菌药;缓解期中药调补肺脾肾,增强免疫力,预防感冒。

(3)患者还需坚持长期家庭氧疗。一般每天吸氧 12～16 小时,持续低流量给氧,氧流量控制在 3 L/min 内,使动脉血氧分压达到 6.7～8.0 kPa(50～60 mmHg)的安全范围以内,而又不使动脉血二氧化碳分压进一步升高。可减轻患者呼吸困难症状,改善精神状态及睡眠,减少再入院的次数,提高生活质量,延长存活期等。

第五节　脑动脉硬化症

脑动脉硬化症是指在全身动脉硬化的基础上,脑部血管的弥漫性硬化、管腔狭窄及小动脉闭塞,供应脑实质的血流减少,神经细胞变性而引起的一系列神经与精神症状。本病发病年龄大多在 50 岁以上。脑动脉硬化的好发部位多位于颈动脉分叉水平,而颈总动脉的起始部很少发生。

一、病因及发病机制

该病病因尚未完全明了,大多数学者认为与下列因素有关。

(一)脂质代谢障碍和内膜损伤

脂质代谢障碍和内膜损伤是导致动脉粥样硬化最早和最主要的原因。早期病变发生于内膜,大量中性脂肪、胆固醇从血浆中移出而沉积于血管壁的内膜上形成粥样硬化斑块。

(二)血流动力学因素的作用

脂质进入和移出内膜的速度是经常处于动态平衡。但在动脉分叉处、弯曲处、动脉成角、转向处或内膜表面不规则时,可影响血液的流层,使血液汹涌而形成湍流,由于高切应力和湍流的机械性损伤,致使内膜进一步损伤。当血浆中的脂质向损伤的内膜移动时,致使高浓度的乳糜微粒及脂蛋白多聚在这一区域,加速动脉粥样硬化的发生及发展。

(三)血小板聚集作用

电子显微镜扫描发现,血小板易在动脉分叉处聚集,血小板与内皮细胞的相互作用而使内膜发生损伤,血小板在内皮细胞损伤处容易黏附,继而聚集,其结果是血小板血栓形成。

(四)高密度脂蛋白与动脉粥样硬化

高密度脂蛋白与乳糜微粒及极低密度脂蛋白的代谢途径有密切关系。现已发现动脉粥样硬化患者的血清高密度脂蛋白降低,故认为高密度脂蛋白降低可导致动脉粥样硬化。

(五)高血压与动脉粥样硬化

高血压是动脉粥样硬化的重要因素,患有高血压时,由于血流冲击,使动脉壁承受很强的机械压力,可促进动脉粥样硬化的发生和发展。

二、病理生理

动脉硬化早期,在动脉的内膜上出现数毫米大小的黄色脂点或出现数厘米长的黄色脂肪条。病变进一步发展则形成纤维斑块,斑块表面可破溃形成溃疡出血,也可形成附壁血栓,可使动脉管腔变细甚至闭塞。

三、临床表现

(一)早期

脑动脉粥样硬化发展缓慢,呈进行性加重,早期表现类似神经衰弱,患者有头痛、头胀、头部压紧感,还可有耳鸣、眼花、心悸、失眠、记忆力减退、烦躁及易疲倦等症状,头晕、头昏、嗜睡及精神状态的改变。逐渐出现对各种刺激的感觉过敏,情绪易波动,有时激动、焦虑、紧张、恐惧、多疑,有时又出现对周围事物无兴趣、淡漠及颓丧、伤感,对任何事情感到无能为力、不果断。并常伴有自主神经功能障碍,如手足发冷、局部出汗、皮肤划纹征阳性。脑动脉粥样硬化时可引起脑出血,临床上可发生眩晕、昏厥等症状,并可有 TIA。

(二)进展期

随着病情的进展,患者可出现许多严重的神经精神症状及体征,其临床表现有以下几类。

(1)动脉硬化性帕金森病:患者面部缺乏表情,发音低而急促,直立时身体向前弯,四肢强直而肘关节略屈曲,手指震颤而呈搓丸样,步伐小而身体向前冲,称为"慌张步态"。其他症状尚有出汗多、皮脂溢出多、语言障碍、流口水多、吞咽费力等。少数患者晚期可出现痴呆。

(2)脑动脉硬化痴呆:患者缓慢起病,呈阶梯性智力减退,早期患者可出现神经衰弱综合征,逐渐出现近记忆力明显减退,而人格、远记忆力、判断、计算力尚能在一段时间内保持完整。患者情绪不稳,易激惹、喜怒无常、夜间可出现谵妄或失眠,有时出现强哭、强笑或情绪淡漠,最后发展为痴呆。

(3)假性延髓性麻痹:其临床特征为构音障碍,吞咽困难,饮水呛咳,面无表情;轻度情绪刺激表现为反应过敏及不能控制的强哭、强笑或哭笑相似而不易分清,这种情感障碍由病变侵犯皮质丘脑阻塞所致。

(4)脑神经损害:脑动脉硬化后僵硬的动脉可压迫脑底部的脑神经而使其功能发生障碍,如双鼻侧偏盲、三叉神经痛性抽搐、双侧展神经或面神经瘫痪,或引起一侧面肌痉挛等症状。

(5)脑动脉硬化:神经系统所出现的体征临床上可出现一些原始反射,如强握反射、口舌动作等。同时可伴有皮质高级功能的障碍,如语言障碍,对词的短暂记忆丧失、命名不能、失用,也出现体像障碍、皮质感觉障碍,锥体束损害及脑干、脊髓损害的症状。另外,还可出现括约肌功能障碍,如尿潴留或失禁,大便失禁等。脑动脉硬化症还可引起癫痫发作,其发作形式可为杰克森发作、钩回发作或全身性大发作。

四、辅助检查

(一)血生化测定

患者血胆固醇增高、低密度脂蛋白增高、高密度脂蛋白降低、血甘油三酯增高、血 β-脂蛋白增高,90%以上的患者表现为 Ⅱ 或 Ⅳ 型高脂血症。

(二)数字减影血管造影

动脉造影可显示脑动脉粥样硬化所造成的动脉管腔狭窄或动脉瘤病变。脑动脉造影显示动脉异常弯曲和伸长。动脉内膜存在有动脉粥样硬化斑,使动脉管腔变得不规则,呈锯齿状,最常见于颈内动脉虹吸部,也可见于大脑中、前、后动脉。

(三)经颅多普勒检查

根据所测颅内血管的血流速度、峰值、频宽、流向,判断出血管有无狭窄和闭塞。

(四)CT 扫描及 MRI 检查

CT 及 MRI 检查可显示脑萎缩及多发性腔隙性梗死(图 4-1、图 4-2)。

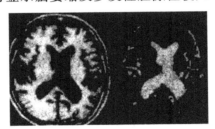

图 4-1　弥漫性脑萎缩

T₁ 及 T₂ 加权像,脑室系统扩大脑沟池增宽,左侧明显

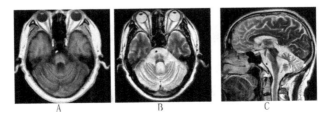

图 4-2　脑桥小脑萎缩

T₁WI(A)和 T₂WI(B)为横断位,T₂W(C)为矢状位,脑桥、橄榄、小脑萎缩,脑桥、橄榄腹侧变平,桥前池扩大,第四脑室扩张;脑桥见“十字”征(B)

（五）眼底检查

40％左右的患者有视网膜动脉硬化症,表现为动脉迂曲,动脉直径变细不均,动脉反光增强,呈银丝样改变及动静脉交叉压迹等。

五、诊断

（1）年龄在45岁以上。

（2）初发高级神经活动不稳定的症状或脑弥漫性损害症状。

（3）有全身动脉硬化,如眼底动脉硬化Ⅱ级以上或主动脉弓增宽及颞动脉或桡动脉较硬及冠心病等。

（4）神经系统阳性体征：如腱反射不对称,掌颌反射阳性及吸吮反射阳性等。

（5）血清胆固醇增高。

（6）排除其他脑病。

上述6项为诊断脑动脉硬化的最低标准。可根据身体任何部位的动脉硬化症状,如头部动脉的硬化,精神、神经症状呈缓慢进展,伴以短暂性脑卒中样发作,或有轻重不等的较广泛的神经系统异常。有脑神经、锥体束和锥体外系损害,并排除颅内占位性病变,结合实验室检查可以做出临床诊断。

六、鉴别诊断

本病应与以下疾病相鉴别。

（一）神经衰弱综合征

脑动脉硬化发病多在50岁以后,没有明显的精神因素,临床表现以情感脆弱、近记忆减退为突出症状。此外,思维活动迟钝,工作能力下降,眼底动脉硬化及血脂明显增高均可与神经衰弱鉴别。

（二）老年痴呆

脑动脉硬化症晚期可出现痴呆,故应与老年痴呆相鉴别（表4-2）。

（三）颅内占位性病变

颅内占位性病变,如脑瘤、转移瘤、硬脑膜下血肿。颅内占位性病变常缺乏血管硬化的体征,多伴有进行性颅内压增高及脑脊液蛋白高的表现。CT扫描或MRI检查可予以鉴别。

表 4-2　脑动脉硬化性痴呆与老年痴呆的鉴别

鉴别要点	脑动脉硬化性痴呆	老年痴呆
发病年龄	50～75 岁	70～75 岁
病理改变	多发性脑微梗死灶	脑组织中老年斑与神经纤原缠结
高血压动脉硬化	常有,起决定性作用	或无,不起决定性作用
情感障碍	脆弱,哭笑无常	淡漠,反应迟钝
人格改变	有,相对较完整	迅速衰退
记忆力	有,近事遗忘	十分突出,远近事记忆均障碍
定向力	有	时间、地点、人物定向均差
智能障碍	选择性或镶嵌性衰退	全面衰退
自知力	保持较久	早期丧失
定位特征	常有,明显	无特异性
进展情况	阶梯或进展	迅速加重而死亡

(四)躯体性疾病

躯体性疾病,如营养障碍、严重贫血、内分泌疾病、心肺疾病伴缺氧和二氧化碳潴留、肾脏疾病伴尿毒症、慢性充血性心力衰竭、低血糖、脑积水等,均应加以鉴别。以上各种疾病可根据临床特征、辅助检查予以鉴别。

七、治疗

(一)一般防治措施

(1)合理饮食:食用低胆固醇、低动物性脂肪的食物,如瘦肉、鱼类、低脂奶类。提倡饮食清淡,多食富含维生素 C(新鲜蔬菜、瓜果)和植物蛋白(豆类及其制品)的食物。

(2)适当的体力劳动和体育锻炼对预防肥胖,改善循环系统的功能和调整血脂的代谢有一定的帮助,是预防本病的一项积极措施。

(3)生活要有规律:合理安排工作和生活,保持乐观的心态,避免情绪激动和过度劳累,要有充分的休息和睡眠,在生活中不吸烟、不饮酒。

(4)积极治疗有关疾病,如高血压、糖尿病、高脂血症、肝肾及内分泌疾病等。

(二)降低血脂

高脂血症用体育疗法、饮食疗法仍不降低者,可选用降脂药物治疗。

(1)氯贝丁酯:0.25～0.5 g,3 次/天,口服。病情稳定后应酌情减量维持。其能降低甘油三酯,升高高密度脂蛋白。少数患者可出现荨麻疹或肝肾功能变化,需定期检查肝肾功能。

（2）吉非罗齐：300 mg,3 次/天,口服。其效果优于氯贝丁酯,有降低甘油三酯、胆固醇,升高高密度脂蛋白的作用。不良反应同氯贝丁酯。

（3）非诺贝特：0.1 g,3 次/天,口服。它是氯贝丁酯的衍生物,血尿半衰期较长,作用较氯贝丁酯强,能显著降低甘油三酯和血浆胆固醇,显著升高血浆高密度脂蛋白。不良反应较轻,少数患者出现血清谷丙转氨酶及血尿素氮暂时性轻度增高,停药后即恢复正常。原有肝肾功能减退者慎用,孕妇禁用。

（4）普罗布考：500 mg,3 次/天,口服。能阻止肝脏中胆固醇的乙酰乙酸生物合成,降低血胆固醇。

（5）亚油酸：300 mg,3 次/天,口服,或亚油酸乙酯 1.5～2 g,3 次/天,口服。其为不饱和脂肪酸,能抑制脂质在小肠的吸收与合成,影响血浆胆固醇的分布,使其较多地向血管壁外的组织中沉积,降低血管中胆固醇的含量。

（6）考来烯胺：4～5 g,3 次/天,口服。因其是阴离子交换树脂,服后与胆汁酸结合,断绝胆酸与肠-肝循环,促使肝中胆固醇分解成胆酸,与肠内胆酸一同排出体外,使血胆固醇下降。

（7）胰肽酶：每片 150～200 U,1～2 片,3 次/天,口服。服 1 周后见效,8 周达高峰。它能水解弹性蛋白及糖蛋白等,能阻止胆固醇沉积在动脉壁上,并能提高脂蛋白脂酶活性,能分解乳糜微粒,降低血浆胆固醇。无不良反应。

（8）脑心舒：20 mg,3 次/天,口服。其是从猪十二指肠提取的糖胺多糖类药物,能显著地降低血浆胆固醇和甘油三酯,促进纤维蛋白溶解,抗血栓形成。对一过性脑缺血发作、脑血栓、椎-基底动脉供血不足等有明显疗效。

（9）吡卡酯：250～500 mg,3 次/天,口服。6 个月为 1 个疗程。能减少血管壁上胆固醇的沉积,减少血管内皮损伤,防止血小板聚集。不良反应较大,有胃肠道反应,少数患者有肝功能损害。

（10）月见草油：1.2～2 g,3 次/天,口服。本品是含亚油酸的新药,为前列腺素前体,具有降血脂、降胆固醇、抗血栓的作用。不良反应小,偶见胃肠道反应。

（11）多烯康胶丸：每丸 0.3 g 或 0.45 g,每次 1.2～1.5 g,3 次/天,口服。为我国首创的富含二十碳五烯酸和二十二碳六烯酸的浓缩鱼油。其含二十碳五烯酸和二十二碳六烯酸达 70％,降低血甘油三酯总有效率为 86.5％,降低血胆固醇总有效率为 68.6％,并能显著抑制血小板聚集和阻止血栓形成,长期服用无毒副作用,而且疗效显著。

（12）甘露醇烟酸酯片：400 mg,3 次/天,口服。是我国生产的降血脂、降血压的新药。降血甘油三酯的有效率达 75%,降舒张压的有效率达 93%,使头痛、头晕、烦躁等症状得到改善。

(13)其他:维生素 C、B 族维生素、维生素 E、烟酸等。

(三)扩血管药物

扩血管药物可解除血管运动障碍,改善血液循环,主要作用于血管平滑肌。

(1)盐酸罂粟碱:可改善脑血流,60~90 mg,加到 5%葡萄糖液或右旋糖酐-40 500 mL 中静脉滴注,1 次/天,7~10 天为 1 个疗程;或 30~60 mg,1~2 次/天,肌内注射。

(2)己酮可可碱:0.1 g,3 次/天,口服。除扩张毛细血管外,还增进纤溶活性,降低红细胞上的脂类及黏度,改善红细胞的变形性。

(3)盐酸倍他啶、烟酸、山莨菪碱、血管舒缓素等均属常用扩血管药物。

(四)钙通道阻滞剂

其作用机制有:①扩张血管,增加脑血流量,阻滞 Ca^{2+} 跨膜内流。②抗动脉粥样硬化,降低胆固醇。③抗血小板聚集,降低血黏度,改善微循环。④保护细胞,避免脑缺血后神经元细胞膜发生去极化。⑤维持红细胞变形能力,是影响微循环中血黏度的重要因素。

(1)尼莫地平:30 mg,2~3 次/天,口服。

(2)尼卡地平:20 mg,3 次/天,口服,3 天后逐渐增到每天 60~120 mg,不良反应为少数人嗜睡、头晕、倦怠、恶心、腹胀等,减量后即可消失,一般不影响用药。肝肾功能差和低血压者慎用,颅内出血、妊娠期、哺乳期者禁用。

(3)地尔硫䓬(硫氮䓬酮):30 mg,3 次/天,口服。不良反应为面红、头痛、心动过速、恶心、便秘,个别患者有转氨酶暂时升高。孕妇慎用,心房颤动、心房扑动者禁用。注意不可嚼碎药片。

(4)氟桂嗪:5~10 mg 或 6~12 mg,1 次/天,顿服。不良反应为乏力、头晕、嗜睡、脑脊液压力升高,故颅内压增高者禁用。

(5)桂利嗪:25 mg,3 次/天,口服。

(五)抗血小板聚集药物

因为血小板在动脉粥样硬化者体内活性增高,并释放平滑肌增生因子使血管内膜增生。升高血中半胱氨酸,导致血管内皮损伤,脂质易侵入内膜,吞噬大量的低密度脂蛋白的单核-巨噬细胞,在血管壁内转化为泡沫细胞,而形成动脉粥样硬化病变,因此抗血小板治疗是防治脑血管病的重要措施。

（1）肠溶阿司匹林：50～300 mg，1 次/天，口服，是花生四烯酸代谢中环氧化酶抑制剂，能减少环内过氧化物，降低血栓素的合成。

（2）二十碳五烯酸：1.4～1.8 g，3 次/天，口服。它在海鱼中含量较高，是一种多烯脂肪酸。在代谢中可与花生四烯酸竞争环氧化酶，减少血栓烷的合成。

（3）银杏叶胶囊（或银杏口服液）：能扩张脑膜动脉和冠状动脉，使脑血流量和冠脉流量增加，并能抗血小板聚集，降血脂及降低血黏度，达到改善心脑血液循环功能的效果。银杏叶胶囊 2 丸，3 次/天，口服。银杏口服液 10 mL，3 次/天，口服。

（4）双嘧达莫：50 mg，3 次/天，口服。能使血小板环磷腺苷增高，延长血小板的寿命，抑制血小板聚集，扩张心脑血管等。

（5）藻酸双酯钠：0.1 g，3 次/天，口服。也可 0.1～0.2 g 静脉滴注。具有显著的抗凝血、降血脂、降低血黏度及改善微循环的作用。

（六）脑细胞活化剂

脑动脉硬化时，可引起脑代谢障碍，导致脑功能低下，为了恢复脑功能和改善临床症状，常用以下药物。

（1）胞二磷胆碱：0.2～0.5 g，静脉注射或加用 5％～10％葡萄糖后静脉滴注，5～10 天为 1 个疗程。或 0.1～0.3 g/d，分 1～2 次肌内注射。它能增强与意识有关的脑干网状结构功能，兴奋锥体束，促进受伤的运动功能的恢复，还能增强脑血管的张力及增加脑血流量，增强细胞膜的功能，改善脑代谢。

（2）甲磺双氢麦角胺 1 支（0.3 mg），1 次/天，肌内注射，或 1 片（2.5 mg），2 次/天，口服。其为最新脑细胞代谢功能改善剂。它能作用于血管运动中枢，抑制血管紧张，促进循环功能，能使脑神经细胞的功能再恢复，促使星状细胞摄取充足的营养素，使氧、葡萄糖等能量输送到脑神经细胞，从而改善脑神经细胞新陈代谢。

（3）素高捷疗：0.2～0.4 g，1 次/天，静脉注射，或加入 5％葡萄糖中静脉滴注，15 天为 1 个疗程。可激发及加快修复过程。在供氧不足的状态下，改善氧的利用率，并促进养分穿透入细胞。提高与能量调节有关的代谢率。

（4）艾地苯醌：30 mg，3 次/天，口服。能改善脑缺血的脑能量代谢（包括激活脑线粒体、呼吸活性、改善脑内葡萄糖利用率），改善脑功能障碍。

第六节 脑血管畸形

脑血管畸形是由胚胎期脑血管芽胚演化而成的一种血管畸形,有多种类型(最常见的是脑动静脉畸形)。

一、脑动静脉畸形

本病是引起自发性蛛网膜下腔出血的另一常见原因,仅次于颅内动脉瘤。

(一)临床表现

(1)出血:可表现为蛛网膜下腔出血,脑内出血或硬脑膜下出血,一般多发生于年龄较小的患者。

(2)抽搐:多见于较大的,有大量"脑盗血"的动静脉畸形患者。

(3)进行性神经功能障碍:主要表现为运动或感觉性瘫痪。

(4)头痛:常局限于一侧,类似偏头痛。

(5)智力减退:见于巨大型动静脉畸形,由"脑盗血"严重或癫痫频繁发作所致。

(6)颅内血管杂音。

(7)眼球突出。

(二)辅助检查

1.头颅 X 线检查

一般无异常。

2.头颅 CT 检查

可见局部不规则低密度区,用造影剂增强后在病变部位出现不规则高密度区。

3.头颅 MRI 检查

在 T_1 加权和 T_2 加权像上均表现为低或无信号暗区(流空现象),此为动静脉畸形的特征性表现。

4.头颅核磁血管显像

磁共振血管成像显示血管畸形优于 MRI,两者可互相补充。

5.数字减影血管造影

在动脉期摄片中可见到一堆不规则的扭曲血管团,有一根或数根粗大而显影较深的供血动脉,引流静脉早期出现于动脉期摄片上,扭曲扩张,导入颅内静脉窦。病变远侧的脑动脉充盈不良或不充盈。

(三)诊断

青年人有自发蛛网膜下腔出血或脑内出血史时,应想到本病可能,如病史中还有局限性或全身性癫痫发作则更应该怀疑本病,可结合头颅 CT、脑血管造影、MRI、经颅多普勒超声、头颅平片等,其中脑血管造影是诊断动静脉畸形最可靠、最重要的方法。

(四)鉴别诊断

(1)颅内动脉瘤:该病发病高峰多在 40～60 岁,症状较重。头颅 CT 增强扫描前后阴性较多,与动静脉畸形头颅 CT 见颅内有不规则低密度区不同,可以鉴别。

(2)胶质瘤:患者常表现为神经功能障碍进行性加重,疾病进展快,病程较短。头颅 CT、MRI 检查可见明显的占位。

(3)成血管细胞脑膜瘤和成血管细胞瘤:前者占位效应明显,CT 可见增强的肿瘤。后者很少发生在幕上,周边平滑,多位于缺乏血管的中线位置或中线偏心位置。这些区域通常表现为一个囊状结构拥有正常的血液循环,与占位效应不相称。

(4)颅内转移瘤:该类患者常可发现原发灶,病情进展快,头颅 CT 及 MRI 检查可见明显的占位征象。

(5)颅后窝肿瘤。

(6)其他类型的颅内血管畸形。

(7)Moyamoya 病:脑血管造影可显示颈内动脉和大脑中动脉有闭塞,大脑前、后动脉可有逆流现象,脑底部有异常血管网,没有早期出现的扩张扭曲的静脉。

(五)治疗

(1)避免剧烈的情绪波动,禁烟酒,防止便秘。如已出血,则按蛛网膜下腔出血或脑出血处理。

(2)控制癫痫。

(3)对症治疗。

(4)防止再出血。

二、其他类型的脑血管畸形

(一)海绵状血管瘤

本病好发于 20～40 岁的成人。临床症状隐袭,最常见的起病症状为抽搐发作,另外有头痛、颅内出血、局部神经功能障碍。CT 和 MRI 是诊断颅内海绵状血管瘤的较好手段。以手术治疗为主。

(二)静脉血管畸形

多见于 30～40 岁的成人,常见症状有癫痫发作,局灶性神经功能障碍和头痛,出血很少见。可依靠 CT、MRI、血管造影。静脉畸形的预后较好,故主张内科治疗,发生严重出血者可考虑手术治疗。

(三)毛细血管扩张症

CT 及 MRI 检查通常不能显示病灶,血管造影时也不能显示扩张的毛细血管,并发出血时上述检查可显示相应的血肿。一般给予对症治疗,若发生严重出血,则可考虑手术治疗。

(四)大脑大静脉畸形

随着年龄的的不同,症状也有所不同。新生儿患者的常见症状为心力衰竭,也有心动过速、呼吸困难、发绀、肺水肿、肝大及周围性水肿等表现。幼儿患者的常见症状为脑积水,头围增大,颅缝分裂,头部可闻及颅内杂音,并有抽搐发作,患儿心脏可有扩大,有时伴有心力衰竭。对较大儿童及青年,除引起癫痫发作外,也可引起蛛网膜下腔出血、头痛、智力发育迟钝,同时可有发作性昏迷、眩晕、视力障碍、肢体无力等。新生儿及婴幼儿出现心力衰竭、心脏扩大、头颅增大、颅内可闻及杂音时,应想到本病的可能,进一步确诊可行头颅 CT、MRI 和/或脑血管造影检查。

第五章　脑神经疾病

第一节　舌咽神经痛

舌咽神经痛是一种出现于舌咽神经分布区的阵发性剧烈疼痛。疼痛的性质与三叉神经痛相似,本病远较三叉神经痛少见,为 1：(70～85)。

一、病因及发病机制

原发性舌咽神经痛的病因,迄今不明。可能为舌咽及迷走神经的脱髓鞘性病变引起舌咽神经的传入冲动与迷走神经之间发生"短路"所致。以致轻微的触觉刺激即可通过短路传入中枢,中枢传出的脉冲也可通过短路再传入中枢,这些脉冲达到一定总和时,即可激发上神经节及岩神经节、神经根而产生剧烈疼痛。近年来神经血管减压术的开展,发现舌咽神经痛患者椎动脉或小脑后下动脉压迫于舌咽及迷走神经上,解除压迫后症状缓解,这些患者的舌咽神经痛可能与血管压迫有关。造成舌咽神经根部受压的原因可能有多种情况,除血管因素外,还与脑桥小脑角周围的慢性炎症刺激,致蛛网膜炎性改变逐渐增厚,使血管与神经根相互紧靠,促成神经受压的过程有关。因为神经根部受增厚蛛网膜的粘连,动脉血管也受其粘连发生异位而固定于神经根部敏感区,致使神经受压而缺乏缓冲余地,引起神经的脱髓鞘改变。

继发性原因可能是脑桥小脑角或咽喉部肿瘤,颈部外伤,茎突过长,茎突舌骨韧带骨化等压迫刺激舌咽神经而诱发。

二、临床表现

舌咽神经痛多于中年起病,男女发病率无明显区别,左侧发病高于右侧,偶有双侧发病者。表现为发作性一侧咽部、扁桃体区及舌根部针刺样剧痛,突然开始,持续数秒至数十秒,发作期短,但疼痛难忍,可反射到同侧舌面或外耳深部,伴有唾液分泌增多。说话、反复吞咽、舌部运动、触摸患侧咽壁、扁桃体、舌根及下颌角均可引起发作。用 2% 的丁卡因麻醉咽部,可暂时减轻或止住疼痛。按疼痛的部位一般可分为 2 型。

(1)口咽型:疼痛区始于咽侧壁、扁桃体、软腭及舌后 1/3,而后放射到耳区,此型最为多见。

(2)耳型:疼痛区始于外耳、外耳道及乳突,或介于下颌角与乳突之间,很少放射到咽侧,此型少见。疼痛程度轻重不一,有如电击、刀割、针刺,发作短暂,间歇期由数分钟到数月不等,少数甚至长达 2～3 年。一般发作期越来越短,痛的时间也越来越长。严重时可放射到头顶和枕背部。个别患者发生昏厥,可能是由颈动脉窦神经过敏引起心脏停搏所致。

神经系统检查无阳性体征。

三、诊断

根据疼痛发作的性质和特点不难做出本病的临床诊断。有时为了进一步明确诊断,可刺激扁桃体窝的"扳机点",看能否诱发疼痛;或用 1% 的丁卡因喷雾咽后壁、扁桃体窝等处,如能遏止发作,则可以证实诊断。如果经喷雾上述药物后,舌咽处的疼痛虽然消失,但耳痛却仍然保留,则可封闭颈静脉孔,若能收效,说明不仅为舌咽神经痛,而且有迷走神经的耳后支参与。

临床表现呈持续性疼痛或有神经系统阳性体征的患者,应当考虑为继发性舌咽神经痛,需要进一步检查明确病因。

四、鉴别诊断

临床上应与三叉神经痛、喉上神经痛、蝶腭神经痛及颅底、鼻咽部和脑桥小脑角肿瘤等病变引起的继发性舌咽神经痛相鉴别。

(一)三叉神经痛

两者的疼痛性质与发作情况完全相似,部位也与其毗邻,三叉神经第 3 支疼痛时易与舌咽神经痛相混淆。二者的鉴别点为三叉神经痛位于三叉神经分布区,疼痛较浅表,"扳机点"在睑、唇或鼻翼;说话、洗脸、刮胡须可诱发疼痛发作。舌咽神经痛位于舌咽神经分布区,疼痛较深在,"扳机点"多在咽后壁、扁桃体窝、舌根;咀嚼、吞咽等动作常诱发疼痛发作。

(二)喉上神经痛

喉深部、舌根及喉上区间歇性疼痛,可放射到耳区和牙龈,说话和吞咽动作可诱发,在舌骨大角间有压痛点。用1%的丁卡因涂抹梨状窝区及舌骨大角处,或用2%的普鲁卡因神经封闭,均能完全抑制疼痛,可与舌咽神经痛相鉴别。

(三)蝶腭神经节痛

此病的临床表现主要是在鼻根、眼眶周围、牙齿、颜面下部及颞部阵发性剧烈疼痛,其性质似刀割、烧灼及针刺样,并向颌、枕及耳部等放射。每天发作数次至数十次,每次持续数分钟至数小时不等。疼痛发作时多伴有流泪、流涕、畏光、眩晕和鼻塞等,有时伴有舌前1/3味觉减退。疼痛发作无明显诱因,也无"扳机点"。用1%的丁卡因麻醉中鼻甲后上蝶腭神经节处,5~10分钟后疼痛即可消失为本病特点。

(四)继发性舌咽神经痛

颅底、鼻咽部及脑桥小脑角肿物或炎症等病变均可引起舌咽神经痛,但多呈持续性痛伴有其他颅神经障碍及神经系统局灶体征。X线颅底拍片,头颅CT扫描及MRI等影像学检查有助于寻找病因。

五、治疗

(一)药物治疗

卡马西平为最常用的药物,苯妥英钠也常用来治疗舌咽神经痛,其他的镇静止痛药物(地西泮)及传统中药对该病也有一定的疗效。有研究发现,N-甲基-D-天冬氨酸受体在舌咽神经痛的发病机制中起一定作用,因此N-甲基-D-天冬氨酸受体拮抗剂可有效地减轻疼痛,如氯胺酮。也有学者报道加巴喷丁可升高中枢神经系统5-羟色胺的水平,抑制痛觉,同时参与N-甲基-D-天冬氨酸受体的调制,在神经病理性疼痛中发挥作用。这些药物为舌咽神经痛的药物治疗开辟了一个新领域。

(二)封闭疗法

维生素B_{12}和氟美松等周围神经封闭偶有良效。有人用95%的乙醇或5%的酚甘油于颈静脉孔处行舌咽神经封闭。但舌咽神经与颈内动脉、颈内静脉、迷走神经、副神经等相邻,封闭时易损伤周围神经血管,故应慎用。

(三)手术治疗

对发作频繁或疼痛剧烈者,若保守治疗无效可考虑手术治疗。常用的手术方式有以下几种。

(1)微血管减压术:国内外学者行微血管减压术治疗本病收到了良好的效

果,因此有学者认为采用神经微血管减压术是最佳治疗方案。可保留神经功能,避免了神经切断术所致的病侧咽部干燥、感觉消失和复发的弊端。

(2)经颅外入路舌咽神经切断术:术后复发率较高,建议对不能耐受开颅的患者可试用这种方法。

(3)经颅舌咽神经切断术:如术中探查没有明显的血管压迫神经,则可选用经颅舌咽神经切断术。

(4)经皮穿刺射频热凝术:在 CT 引导下可大大降低其并发症的发生。另外舌咽神经传入纤维在脑桥处加入了三叉神经的下支,开颅在此毁损可阻止舌咽神经痛的传导通路。

六、预后

舌咽神经痛如不给予治疗,一般不会自然好转,疼痛发作次数频繁,持续时间越来越少,严重影响患者的生活及工作。

第二节　前庭蜗神经疾病

位听神经包括蜗神经和前庭神经,两者通常一起讨论。

一、蜗神经疾病

(一)病因

各种急、慢性迷路炎,药物中毒(链霉素、新霉素、庆大霉素等),颞骨、内耳外伤,躁声,听神经炎,脑膜炎,蛛网膜炎,脑桥小脑角肿瘤,脑桥病变,动脉硬化症,神经衰弱,遗传因素和全身性疾病(贫血和高血压等)等。

(二)临床表现

最常见的症状是耳鸣、听觉过敏和耳聋(听力减退或丧失)。根据耳鸣和耳聋的特点可鉴别传导性和神经性。低音调耳鸣(轰轰、嗡嗡似雷声、飞机声)通常是传导器的病变。高音调耳鸣(吱吱声、蝉鸣声、鸟叫声)常为感音器的病变。神经性耳聋听力障碍的共同特点是以高音频率为主,气导大于骨导,Weber 试验偏向健侧。

（三）治疗

首先是病因治疗。其他对症治疗包括应用 B 族维生素、扩张血管药物及能量合剂等。还可行针灸治疗，听力障碍严重者应佩戴助听器。

二、前庭神经疾病

前庭神经的功能是调节机体平衡和对各种加速度的反应。当前庭功能受到异常刺激和功能障碍时，可出现一系列的症状和体征。

（一）病因

迷路炎、内耳眩晕病、迷路动脉血液供应障碍及药物中毒；脑桥小脑角肿瘤和脑桥小脑角蛛网膜炎；听神经炎和前庭神经元炎；各种原因所致的脑干病变；心血管系统的病变等。

（二）临床表现

1.眩晕

患者感觉自身或外界物体旋转或晃动（或称为运动幻觉）常伴有眼球震颤和共济失调，以及迷走神经的刺激症状如面色苍白、恶心和呕吐、出汗及血压、脉搏的变化，严重时可出现晕厥。

2.眼球震颤

通常为自发性眼球震颤，由快相和慢相组成，快相代表眼球震颤的方向。前庭周围性眼球震颤多为水平性，而且伴有明显的眩晕，闭眼后症状并不能减轻。

3.自发性肢体偏斜

表现为站立不稳或向一侧倾倒。肢体偏斜的方向与前庭周围神经病变侧和眼球震颤的慢相是一致的。前庭中枢性损害三者的方向是不定的。

（三）诊断和鉴别诊断

首先应确定病变是否位于前庭神经，前庭神经损害的部分患者通常伴有听力障碍。其次是根据眩晕的性质和伴发症状、自发性眼球震颤的特点、肢体倾倒的方向及各种前庭功能试验的结果鉴别是前庭周围性病变还是中枢性病变。最后结合以上临床特点和借助于各种辅助检测手段对病变进行进一步的定性诊断或病因诊断。

（四）治疗

1.病因治疗

根据不同的病因采取针对性的治疗，如肿瘤行手术切除；炎症进行抗感染；

缺血性病变用扩张血管药物等。

2.对症治疗

(1)常规剂量的各种安定剂和镇静剂。

(2)常规剂量的抗组胺类药物,如盐酸苯海拉明、氯苯那敏、异丙嗪等。

(3)伴有严重呕吐的患者可肌内注射东莨菪碱 0.3 mg,或阿托品0.5 mg。

(4)维生素、谷维素等。

第三节　前庭神经元炎

前庭神经元炎也称为病毒性迷路炎、流行性神经迷路炎或急性迷路炎。常发生于上呼吸道感染后数天之内,临床特征为急性起病的眩晕、恶心、呕吐、眼球震颤和姿势不平衡。炎症仅局限于前庭系统,耳蜗和中枢神经系统均属正常,是一种不伴有听力障碍的眩晕病。

一、病因及发病机制

病因目前仍不明确,通常认为,前庭神经元炎患者发病前常有感染病史。Shimizu 等对 57 例前庭神经元炎患者进行血清中各种病毒抗体水平的测定,26 例显示病毒抗体效价升高达 4 倍以上,故推断此病与病毒感染有直接关系。Chen 等研究认为前庭神经元炎主要影响前庭神经上部,其支配水平半规管和前垂直半规管,而后垂直半规管和球囊的功能受前庭神经下部支配而不受影响。Goebel 等以解剖标本做研究认为,前庭神经上部的骨道相对较长,其与小动脉通过相对狭窄的通道,使前庭神经上部更易受到侵袭和可能引起迷路缺血性损害。

另外,也有报道认为,前庭神经遭受血管压迫或蛛网膜粘连,甚至可因内听道狭窄引起前庭神经缺氧变性而发病。Schuknecht 等认为,糖尿病可引起前庭神经元变性萎缩,导致眩晕反复发作。

二、病理生理

病理学研究显示,一些前庭神经元炎患者的前庭神经被切断后,可发现前庭神经有孤立或散在的退行性变和再生现象,神经纤维减少,节细胞空泡形成,神经内胶原沉积物增加。

三、临床表现

(1)本病多发生于中年人,两性发病率无明显差异。

（2）起病突然，病前有发热、上呼吸道感染或泌尿系统感染病史，多为腮腺炎、麻疹及带状疱疹病毒引起。

（3）临床表现以眩晕最突出，头部转动时眩晕加剧，多于晚上睡醒时突然发作眩晕，数小时达到高峰，伴有恶心、呕吐，可持续数天或数周，多无耳鸣、耳聋，也有报道约30％患者有耳蜗症状；严重者倾倒、恶心、呕吐、面色苍白。可以一家数人患病，也有集体发病呈小流行现象。该病一般可以自愈，可能为仅有一次的发作，或在过了12～18个月后有几次后续发作；每次后续发作都不太严重，持续时间较短。

（4）病初有明显的自发性眼震，多为水平性和旋转性，快相向健侧。

（5）前庭功能检查显示单侧或双侧反应减弱，部分患者痊愈后前庭功能恢复正常。

四、辅助检查

（1）眼震电图可以客观记录一侧前庭功能丧失的情况，但眼震电图并非必要，因在急性期自发性眼震等客观体征有助于病变定测，患者也难于耐受检查。

（2）可行听力检查，排除听力损害。

（3）头颅磁共振，特别要注意内听道检查以排除其他诊断的可能性，如脑桥小脑角肿瘤、脑干出血或梗死。必要时行增强扫描。

五、诊断

根据感染后突然起病，剧烈眩晕，站立不稳，头部活动时加重，不伴有耳鸣、耳聋。前庭功能检查显示单侧或双侧反应减弱，无耳蜗功能障碍；无其他神经系异常症状、体征；预后良好可诊断。

六、鉴别诊断

（一）内耳眩晕病

内耳眩晕病又称梅尼埃病，本病为一突然发作的非炎性迷路病变，具有眩晕、耳聋、耳鸣及眼震等临床特点，有时有患侧耳内闷胀感等症状。多为单耳发病，男女发病率无明显差异，患者多为青壮年，60岁以上的老人发病罕见，近年来也有儿童患者报告。眩晕有明显的发作期和间歇期。发作时患者常不敢睁眼、恶心、呕吐、面色苍白、出汗，甚至腹泻，血压多数偏低等一系列症状。本病病因学说甚多，如为变态反应、内分泌障碍、维生素缺乏及精神神经因素等引起自主神经功能紊乱，使血管神经功能失调，毛细血管渗透性增加，导致膜迷路积水，蜗管及球囊膨大。刺激耳蜗及前庭感受器时,引起耳鸣、耳聋、眩晕等一系列临床症状。梅尼埃病的间歇期长短不一,从数月到数年,每次发作和程度也不一样。而听力随着发作次数的增加而逐渐减退,最后导致耳聋。

(二)位置性眩晕

眩晕发作常与特定的头位有关,无耳鸣、耳聋。中枢性位置性眩晕常伴有特定头位的垂直性眼震,且常无潜伏期,反复试验可反复出现,呈相对无疲劳现象。外周性位置性眩晕,又称良性阵发性位置性眩晕,为常见的前庭末梢器官病变,也称为管石症或耳石症。多数患者发病并无明显诱因,而可能的诱因则多见于外伤;眼震常有一定的潜伏期,呈水平旋转型,多次检查可消失或逐渐减轻,属疲劳性。预后良好,能够自愈。

(三)颈性眩晕

由颈部疾病所致的眩晕。其特征是既有颈部疾病的表现,又有前庭及耳蜗系统受累的表现,冷热试验此类患者一般均为正常。其病因可能为颈椎病、颈部外伤、枕大孔畸形、后颈部交感神经综合征。颈椎病是椎动脉颅外段血流受阻的主要原因。由于颈椎骨刺及退行性关节炎、椎间盘病变,使椎动脉受压,转颈时更易受压。若动脉本身已有粥样硬化,而对侧椎动脉无法代偿时即出现症状。眩晕与头颈转动有关,可伴有枕部头痛、猝倒、视觉闪光、视野缺失及上肢麻痛。颈椎磁共振检查可以协助诊断。

(四)药物中毒性眩晕

以链霉素最常见。其他有新霉素、卡那霉素、庆大霉素、万古霉素、多黏菌素B、奎宁、磺胺类等药物。有些药物性损害主要影响前庭部分,但多数对前庭与耳蜗均有影响。链霉素中毒引起的眩晕通常于疗程第4周出现,也有短至4天者。在行走、头部转动或转身时眩晕更为明显。于静止、头部不动时症状明显好转或消失。前庭功能检查多无自发性眼震,闭目难立征阳性。变温试验显示双侧前庭功能均减退或消失。如伴耳蜗损害,尚有双侧感音性耳聋。眩晕消失缓慢,需数月甚或1～2年,前庭功能更难恢复。

(五)脑桥小脑角肿瘤

特别是听神经瘤,早期可出现轻度眩晕、耳鸣、耳聋。病变进一步发展可出现邻近脑神经受损的体征,如病侧角膜反射减退、面部麻木、复视、周围性面瘫、眼震、同侧肢体共济失调。病程后期,还可出现颅内压增高的症状。诊断依据单侧听力渐进性减退、耳鸣;听力检查为感音性耳聋;伴同侧前庭功能早期消失;邻近脑神经中有一支受累应怀疑为听神经瘤。头颅磁共振检查可以协助诊断。

七、治疗

临床治疗原则是急性期的对症治疗、激素治疗和尽早的前庭康复治疗。一项小规模的对照研究发现治疗前庭神经炎,激素比安慰剂更有效。最近的一项临床研究比较了甲泼尼龙、阿昔洛韦和甲泼尼龙＋阿昔洛韦3种治疗方法的疗效,结果表明,甲泼尼龙可明显改善前庭神经炎的症状,抗病毒药物无效,两者联合无助于提高疗效。

临床常用治疗方法如下。

(1)一般治疗:卧床休息,避免头、颈部活动和声光刺激。

(2)对症处理:对于前庭损害而产生的眩晕症状应给予镇静剂、安定剂,眩晕、呕吐剧烈者可肌内注射盐酸异丙嗪(12.5～25 mg)或地西泮(10～20 mg)每4～6小时1次。症状缓解不明显者,可酌情重复上述治疗。对长时间呕吐者,必要时行静脉补液和电解质以作补充和支持治疗。

(3)类固醇皮质激素,可用地塞米松10～15 mg/d,7～10天;或服泼尼松1 mg/(kg·d),顿服或分2次口服,连续5天,以后7～10天逐渐减量。注意补钾、补钙、保护胃黏膜。

(4)维生素 B_1 100 mg,肌内注射,每天1次,维生素 B_{12} 500 μg,肌内注射,每天1次。治疗2周后改为口服。

(5)前庭康复治疗:前庭神经炎的恢复往往需要数周的时间,患者越早开始前庭康复锻炼,功能恢复就越快、越完全。前庭康复锻炼的目的是加速前庭康复的进程,并改善最终的康复水平。前庭康复计划一般包括前庭-眼反射的眼动训练和前庭-脊髓反射的平衡训练。若早期有眼震存在,患者应尝试抑制各方向的凝视眼震。眼震消失后,开始头-眼协调练习。症状好转后应加运动中的头动练习,开始慢,逐渐加快。前庭康复锻炼每天至少2次,每次数分钟,只要患者能够耐受,应尽可能多得进行锻炼,并少用抗晕药物。

第四节　多发脑神经损害

一、概述

多发脑神经损害是指单侧或双侧,同时或先后两条以上的脑神经受损而出现功能障碍。解剖部位的关系和病变部位的不同组合形成多发脑神经损害的综合征。

二、病因与病理生理

病因是多种多样的,如炎症性疾病、感染后免疫功能障碍、脱髓鞘疾病、肿瘤、中毒、外伤、代谢性疾病等。

三、诊断步骤

(一)病史采集要点

1.起病情况

不同的病因,起病的急缓是不同的。炎症、外伤或血管病起病急,肿瘤的起病较慢,渐进发展。

2.既往病史

注意有无感染、肿瘤、化学物接触、代谢性疾病等,以期发现病因。

(二)主要临床表现和体格检查要点

受损脑神经的不同组合形成不同的综合征,将分别描述。

1.福斯特-肯尼迪综合征

嗅、视神经受损。表现为病侧嗅觉丧失、视神经萎缩,对侧视盘水肿。多见于嗅沟脑膜瘤或额叶底部肿瘤。

2.海绵窦综合征

动眼、滑车、展神经和三叉神经眼支受损。表现为病侧眼球固定、眼睑下垂、瞳孔散大、对光反射和调节反射消失,眼和额部麻木疼痛、角膜反射减弱或消失,眼睑和球结膜水肿及眼球突出。见于感染、海绵窦血栓形成、海绵窦肉芽肿、动静脉瘘或动脉瘤等。

3.眶上裂综合征

动眼、滑车、展神经和三叉神经眼支受损。表现为病侧眼球固定、上睑下垂、瞳孔散大、光反射和调节反射消失,眼裂以上皮肤感觉减退,角膜反射减弱或消失,眼球突出。见于眶上裂骨折、骨膜炎或邻近肿瘤等。

4.眶尖综合征

视眼、动眼、滑车、展神经和三叉神经眼支受损。表现为眶上裂综合征加视力障碍。见于眶尖骨折、炎症或肿瘤等。

5.岩骨尖综合征

三叉神经和展神经受损。表现为病侧眼球外展不能,复视,颜面部疼痛。见于乳突炎、中耳炎、肿瘤或外伤等。

6.脑桥小脑角综合征

三叉神经、展神经、面神经、听神经受损,病变大时可以累及脑干、小脑或后组脑神经。表现为病侧颜面部感觉减退、角膜反射减弱或消失,周围性面瘫,听力下降,眼震,眩晕和平衡障碍,小脑性共济失调。最多见于听神经瘤,还可见于炎症、血管瘤等。

7.Avellis 综合征

迷走神经和副神经受损。表现为声音嘶哑,吞咽困难,病侧咽反射消失,向对侧转颈无力、病侧耸肩无力。见于局部肿瘤、炎症、血管病或外伤等。

8.Jackson 综合征

迷走神经、副神经和舌下神经受损。表现为声音嘶哑、吞咽困难、病侧咽反射消失,向对侧转颈无力、病侧耸肩无力,病侧舌肌瘫痪、伸舌偏向病侧。见于局部肿瘤、炎症、血管病或外伤等。

9.Tapia 综合征

迷走神经和舌下神经(结状神经节以下的末梢)受损。表现为声音嘶哑,病侧舌肌瘫痪、伸舌偏向病侧。多见于局部外伤。

10.颈静脉孔综合征

舌咽神经、迷走神经和副神经受损。表现为病侧声带和咽部肌肉麻痹出现声嘶、吞咽困难、咽反射消失,向对侧转颈无力、病侧耸肩无力。见于局部肿瘤、炎症等。

11.枕髁-颈静脉综合征

舌咽神经、迷走神经、副神经和舌下神经受损。表现为病侧 Vernet 综合征加舌肌瘫痪和萎缩。见于颅底枪弹伤、局部炎症、肿瘤等。

12.腮腺后间隙综合征

舌咽神经、迷走神经、副神经和舌下神经受损。表现同 Collet-Sicard 综合征,可有同侧 Horner 征。见于局部肿瘤、炎症、外伤等。

(三)门诊资料分析

详细的病史询问和认真的体检,有助于明确病变范围和可能的原因。

(四)进一步检查项目

局部 X 线摄片、颅脑 CT/MRI 检查,必要时脑脊液检查,有助于了解病变部位、范围、性质和病因。

四、诊断对策

根据临床症状和体征,明确受损的脑神经范围,结合病史和相应的检查以做出诊断,并尽量进行病因诊断。

五、治疗对策

针对病因治疗:感染要抗感染治疗,肿瘤、外伤或血管瘤可以选择手术治疗,脱髓鞘性疾病可予糖皮质激素治疗,代谢性疾病要重视原发病的治疗。

六、预后评估

不同的病因可以有不同的预后。

第五节　特发性神经麻痹

一、概述

特发性神经麻痹是指原因未明的、茎乳突孔内面神经非化脓性炎症引起的、急性发病的面神经麻痹。发病率为 20/10 万～42.5/10 万,患病率为 258/10 万。

二、病因与病理生理

病因未明。可能因受到风寒、病毒感染或自主神经功能障碍,局部血管痉挛致骨性面神经管内的面神经缺血、水肿、受压而发病。

三、诊断步骤

(一)病史采集要点

1.起病情况
急性起病,数小时至 3～4 天达到高峰。

2.主要临床表现
多数患者在洗漱时感到一侧面颊活动不灵活,口角漏水、面部㖞斜,部分患者病前有同侧耳后或乳突区疼痛。

3.既往病史
病前常有受凉或感冒、疲劳的病史。

(二)体格检查要点

(1)一般情况好。

(2)查体可见一侧周围性面瘫的表现:病侧额纹变浅或消失,不能皱额或蹙眉,眼裂变大,闭眼不全或不能,试闭目时眼球转向外上方,露出白色巩膜称为贝耳现象;鼻唇沟变浅,口角下垂,示齿时口角歪向健侧,鼓腮漏气,吹口哨不能,食物常滞留于齿颊之间。

(3)鼓索神经近端病变,可有舌前2/3味觉减退或消失,唾液减少。

(4)镫骨肌神经病变,出现舌前2/3味觉减退或消失与听觉过敏。

(5)膝状神经节病变,除上述表现外还有乳突部疼痛,耳郭和外耳道感觉减退,外耳道或鼓膜出现疱疹,见于带状疱疹引起的膝状神经节炎,称为 Hunt 综合征。

(三)门诊资料分析

根据急性起病,典型的周围性面瘫症状和体征,可以做出诊断。但是必须排除中枢性面神经麻痹、耳源性面神经麻痹、脑桥病变、吉兰-巴雷综合征等。

(四)进一步检查项目

(1)如果疾病演变过程或体征不符合特发性神经麻痹时,可行颅脑CT/MRI、腰穿脑脊液检查,以利于鉴别诊断。

(2)病程中的电生理检查可对预后做出估计。

四、诊断对策

(一)诊断要点

急性起病,出现一侧周围性面瘫的症状和体征可以诊断。

(二)鉴别诊断要点

1.中枢性面神经瘫

局限于下面部的表情肌瘫痪,而上面部的表情肌运动如闭目、皱眉等动作正常,且常伴有肢体瘫痪等症状,不难鉴别。

2.吉兰-巴雷综合征

可有周围性面瘫,但多为双侧性,可以很快出现其他颅神经损害,有对称性四肢弛缓性瘫痪,感觉和自主神经功能障碍,脑脊液呈蛋白-细胞分离。

3.耳源性面神经麻痹

多并发中耳炎、乳突炎、迷路炎等,有原发病的症状和体征,头颅或耳部CT

或 X 线片有助于鉴别。

4.颅后窝病变

如肿瘤、感染、血管性疾病等,起病相对较慢,有其他脑神经损害和原发病的表现,颅脑 MRI 对明确诊断有帮助。

5.莱姆病

莱姆病是由蜱传播的螺旋体感染性疾病,可有面神经和其他脑神经损害,可单侧或双侧,伴有多系统损害表现,如皮肤红斑、血管炎、心肌炎、脾大等。

6.其他

如结缔组织病、各种血管炎、多发性硬化、局灶性结核性脑膜炎等,可有面神经损害,伴有原发病的表现,要注意鉴别。

五、治疗对策

(一)治疗原则

减轻面神经水肿和压迫,改善局部循环,促进功能恢复。

(二)治疗计划

1.药物治疗

(1)皮质类固醇:起病早期 1~2 周内应用,有助于减轻水肿。泼尼松 30~60 mg/d,连用5~7天后逐渐减量。地塞米松 10~15 mg/d,静脉滴注,1 周后改口服渐减量。

(2)神经营养药:维生素 B_{12}(每次 500 μg,隔天 1 次,肌内注射)、维生素 B_1(每次 100 mg,每天 1 次,肌内注射)、地巴唑(30 mg/d,口服)等可酌情选用。

(3)抗病毒治疗:对疑似病毒感染所致的面神经麻痹,应尽早使用阿昔洛韦(1~2 g/d),连用10~14 天。

2.辅助疗法

(1)保护眼睛:采用消炎性眼药水或眼药膏点眼,带眼罩等预防暴露性角膜炎。

(2)物理治疗:如红外线照射、超短波透热等治疗。

(3)运动治疗:可采用增强肌力训练、自我按摩等治疗。

(4)针灸和低脉冲电疗:一般在发病 2~3 周后应用,以促进神经功能恢复。

3.手术治疗

病后半年或 1 年以上仍不能恢复者,可酌情施行面-舌下神经或面-副神经吻合术。

（三）治疗方案的选择

对于药物治疗和辅助疗法，可以数种联用，以期促进神经功能恢复，针灸和低脉冲电疗应在水肿消退后再行选用。恢复不佳者可考虑手术治疗。

六、病程观察及处理

治疗期间定期复诊，记录体征的变化，调整激素等药物的使用。鼓励患者自我按摩，配合治疗，早日康复。

七、预后评估

70％的患者在1～2个月可完全恢复，20％的患者基本恢复，10％的患者恢复不佳，再发者占0.5％。少数患者可遗留有面肌痉挛、面肌联合运动、耳颞综合征和鳄泪综合征等后遗症。

第六章 自主神经系统疾病

第一节 红斑性肢痛症

红斑性肢痛症为一少见的阵发性血管扩张性疾病。其特征为肢端皮肤温度升高,皮肤潮红、肿胀,产生剧烈灼热痛,尤以足底、足趾为著,环境温度增高时,则灼痛加剧。

一、病因

本病原因未明,多见于青年男女,是一种原发性血管疾病。可能是由于中枢神经、自主神经紊乱,使末梢血管运动功能失调,肢端小动脉极度扩张,造成局部血流障碍,局部充血。当血管内张力增加,压迫或刺激邻近的神经末梢时,则发生临床症状。应用5-羟色胺拮抗剂治疗本病获得良效,因而认为本病可能是一种末梢性5-羟色胺被激活的疾病。有人认为本病是前列腺素代谢障碍性疾病,其皮肤潮红、灼热及阿司匹林治疗有效,皆可能与之有关。营养不良与严寒气候均是主要的诱因。毛细血管血流研究显示,这些微小血管对温度的反应增强,形成毛细血管内压力升高和明显扩张。

二、临床表现

主要的症状多见于肢端,尤以双足最为常见。表现为足底、足趾的红、热、肿、痛。疼痛为阵发性,非常剧烈,如烧灼、针刺,夜晚发作次数较多,在发作之间仍有持续性钝痛。温热、行动、肢端下垂或长时间站立,皆可引起或加剧发作。晚间入寝时,常因足温暖而发生剧痛,双足露在被外可减轻疼痛。若用冷水浸足、休息或将患肢抬高时,灼痛可减轻或缓解。

由于皮内小动脉及毛细血管显著的扩张,肢端的皮肤发红及充血,轻压可使红色暂时消失。患部皮肤温度增高,有灼热感,有轻微指压性水肿。皮肤感觉灵敏,患者不愿穿袜或戴手套。患处多汗。屡次发作后,可发生肢端皮肤与指甲变厚或溃破,偶见皮肤坏死,但一般无感觉及运动障碍。

三、诊断

注意肢端阵发性的红、肿、热、痛四大症状,其次病史中有受热时疼痛加剧,局部冷敷后可减轻疼痛的表现,则大多数患者的诊断并不困难。

四、鉴别诊断

但应与闭塞性脉管炎、红细胞增多症、糖尿病性周围神经炎、轻度蜂窝织炎等相鉴别,鉴别的要点在于动脉阻塞或周围神经炎时,受累的足部是冷的。雷诺病是功能性血管间歇性痉挛性疾病,通常有苍白或发绀的阶段,受累时的指、趾呈寒冷、麻木或感觉减退。此外,脊髓结核、亚急性脊髓联合变性、脊髓空洞症等,可发现肢端感觉异常。但它们除轻度苍白外,发作时无客观征象,各病种有感觉障碍等其他特点。

五、治疗

应注意营养,发作时将患肢抬高及施行冷敷可使症状暂时减轻。患者应穿着透气的鞋子,不要受热,避免任何足以引起血管扩张的局部刺激。

(1)对症止痛,阿司匹林小剂量口服,每次 0.3 g,1～2 次/天,可使症状显著减轻,索米痛片、可卡因、肾上腺素及其他止痛药物等均可服用,达到暂时止痛。近年来应用 5-羟色胺拮抗剂,如美西麦角,每次 2 mg,3 次/天,或苯噻啶,每次 0.5 mg,1～3 次/天服用,常可获完全缓解。

(2)B 族维生素的应用,也有人主张短期用肾上腺皮质激素冲击治疗。

(3)患肢用 1% 的利多卡因和 0.25% 的丁卡因混合液 10 mL,另加生理盐水 10 mL 稀释后做踝上部环状封闭及穴位注射,严重者或将其液体做骶部硬膜外局封,也有一定的效果。必要时施行交感神经阻滞术。

六、预后

本病很顽固,往往屡次复发与缓解,经治多年而不能痊愈;但也有良性类型,对治疗的反应良好。晚期皮肤指甲变厚,甚至有溃疡形成,但决不会伴有任何致命或丧失肢体的并发症。

第二节　面偏侧萎缩症

面偏侧萎缩症为一种单侧面部组织的营养障碍性疾病,其临床特征是一侧面部各种组织慢性进行性萎缩。

一、病因

本病的原因尚未明了。由于部分患者伴有包括 Horner 综合征在内的颈交感神经障碍的症状,一般认为与自主神经系统的中枢性或周围性损害有关。其他学说牵涉到局部或全身性感染、损伤、三叉神经炎、结缔组织病、遗传变性等。起病多在儿童、少年期,一般在 10～20 岁,但无绝对年限。女性患者较多。

二、病理

面部病变部位的皮下脂肪和结缔组织最先受累,然后牵涉皮肤、皮下组织、毛发和脂腺,最重者侵犯软骨和骨骼。受损部位的肌肉因所含的结缔组织与脂肪消失而缩小,但肌纤维并不受累,且保存其收缩能力。面部以外的皮肤和皮下组织、舌部、软腭、声带、内脏等也偶被涉及。同侧颈交感神经可有小圆细胞浸润。部分患者伴有大脑半球的萎缩,可能是同侧、对侧或双侧的。个别伴有偏身萎缩症。

三、临床表现

起病隐袭。萎缩过程可以在面部任何部位开始,以眶上部、颧部较为多见。起始点常呈条状,略与中线平行,皮肤皱缩,毛发脱落,称为"刀痕"。病变缓慢地发展到半个面部,偶然波及头盖部、颈部、肩部、对侧面部,甚至身体其他部分,病区皮肤萎缩、皱褶;常伴脱发,色素沉着,毛细血管扩张,汗分泌增加或减少,唾液分泌减少,颧骨、额骨等下陷,与健区皮肤界限分明。部分患者呈现瞳孔变化、虹膜色素减少、眼球内陷或突出、眼球炎症、继发性青光眼、面部疼痛或轻度病侧感觉减退、面肌抽搐,以及内分泌障碍等。面偏侧萎缩症者,常伴有身体某部位的皮肤硬化。仅少数患者伴有临床癫痫发作或偏头痛,但约半数患者的脑电图记录有阵发性活动。

四、病程

发展的速度不定。大多数患者在进行数年至十余年后趋向缓解,但伴发的癫痫可能继续。

五、诊断

本病形态特殊,当患者出现典型的单侧面部萎缩,而肌力量不受影响时,不难诊断。仅在最初期可能和局限性硬皮病混淆。头面部并非后者的好发部位,本病的"刀痕"式分布也可帮助鉴别。

六、治疗

目前的治疗尚限于对症处理。有人用氢溴酸樟柳碱 5 mg 与生理盐水 10 mL 混合,做面部穴位注射,对轻症可获一定疗效。还可采取针灸、理疗、推拿等。有癫痫、偏头痛、三叉神经痛、眼部炎症者应给相应的治疗。

第三节   自发性多汗症

正常人在生理情况下排汗过多,可见于运动、高温环境、情绪激动及进食辛辣食物时。可为自发性,也可为炎热季节加重,这种出汗多常为对称性,且以头颈部、手掌、足底等处为明显。

一、病因

自发性多汗症病因多数不明。临床常见以下几种因素。

(1)局限性及全身性多汗症:常发生于神经系统的某些器质性疾病,如丘脑、内囊、纹状体或脑干等处的损害时,可见偏身多汗。某些偏头痛、脑炎后遗症也可见之。此外,小脑、延髓、脊髓、神经节、神经干的损伤、炎症及交感神经系统的疾病,均可引起全身或局部多汗。头部一侧多汗,常因炎症、肿瘤或动脉瘤等刺激一侧颈交感神经节而引起。神经官能症患者因大脑皮质兴奋与抑制过程的平衡失调,也可表现自主神经系统不稳定性,而有全身或一侧性过多出汗。

(2)先天性多汗症:往往局限于腋部、手掌、足趾等处,皮肤经常处于湿冷状态,可能与遗传因素有关。见于一些遗传性综合征,如 Spanlang-Tappeiner 综合征、Riley-Day 综合征等。

(3)多种内科疾病皆有促使全身汗液分泌过多的情况,例如结核病、伤寒等传染病,甲状腺功能亢进,糖尿病,肢端肥大病,肥胖症及铅、砷的慢性中毒等。

二、临床表现

多数患者表现为阵发性、局限性多汗,也有泛发性、全身性,或偏侧性及两侧对称性。汗液分泌量不定,常在皮肤表面结成汗珠。气候炎热、剧烈运动或情感激动时加剧。依多汗的形式可有以下几种。

(一)全身性多汗

表现周身易出汗,外界或内在因素刺激时加剧,患者皮肤因汗液多,容易发生擦破、汗疹及毛囊炎等并发症。见于甲状腺功能亢进、脑炎后遗症、下丘脑损害等。

(二)局限性多汗

好发于头、颈、腋部及肢体的远端,尤以掌、跖部最易发生,通常对称地发生于两侧,有的仅发生于一侧或身体某一部位。有些患者的手部及足底部经常流冷汗,尤其在情绪紧张时,汗珠不停渗流。有些患者手足部皮肤除湿冷以外,又呈苍白色或青紫色,偶尔发生水疱及湿疹样皮炎。有些患者仅有过多的足汗,汗液分解放出臭味,有时起泡或脱屑、角化层增厚。腋部、阴部也容易多汗,可同时发生臭汗症。多汗患者的帽子及枕头,可以经常被汗水中的油脂所污染。截瘫患者在病变水平以上常有出汗过多,颈交感神经刺激产生局部头面部多汗。

(三)偏身多汗

表现为身体一侧多汗,除临床常遇到卒中后遗偏瘫患者有偏瘫侧肢体多汗外,常无明显神经体征。自主神经系统检查,可见多汗侧皮温偏低,皮肤划痕试验可呈阳性。

(四)耳颞综合征

一侧脸的颞部发红,伴局限性多汗症。多汗常发生于进食酸、辛辣食物刺激味觉后,引起反射性出汗,某些患者尚伴流泪。这些刺激味觉后所致的出汗,同样见于颈交感神经丛、耳大和舌神经支配范围。颈交感性味觉性出汗常见于胸出口部位病变手术后。上肢交感神经切除无论是神经节或节前切除后数周或数年,约 1/3 患者发生味觉性出汗。

三、诊断

根据临床病史,症状及客观检查,诊断并不困难。

四、治疗

以去除病因为主。有时根据患者情况,可以应用下列方法。

（一）局限性多汗

特别四肢远端或颈部为主者，可用 3%～5% 的甲醛溶液局部擦拭，或用 0.5% 的醋酸铝溶液浸泡，1 次/天，15～20 分钟/次。全身性多汗者可口服抗胆碱能药物，如阿托品或颠茄合剂、溴丙胺太林等以抑制全身多汗症。对情绪紧张的患者，可给氯丙嗪、地西泮、氨氮䓬等。有人采用20%～25% 的氯化铝液酊（3 次/周）、或 5%～10% 的硫酸锌等收敛剂局部外搽，也有暂时效果。足部多汗患者，应该每天洗脚及换袜，必要时擦干皮肤后用 25% 的氯化铝溶液，疗效较好。

（二）物理疗法

可应用自来水离子透入法，2～3 次/周，以后每月 1～2 次维持，可获得疗效。有人曾提出对严重的掌、跖多汗症，可试用深部 X 线照射局部皮肤，每次 1 Gy，1～2 次/周，总量 8～10 Gy。

（三）手术疗法

对经过综合内科治疗而无效的局部性顽固性多汗症，且产生工作及生活上妨碍者，可考虑交感神经切除术。术前均应先做普鲁卡因交感神经节封闭，以测试疗效。封闭后未见效果者，一般不宜手术。

第四节　进行性脂肪营养不良

进行性脂肪营养不良是一种罕见的脂肪组织代谢障碍性疾病。主要临床表现为进行性的皮下脂肪组织消失或消瘦，起病于脸部，继之影响颈、肩、臂及躯干。常对称分布，进展缓慢。多数于 5～10 岁前后起病，女性较为常见。

一、病因

病因尚不明，且无家族因素。大多数认为自主神经的节后交感神经障碍，可能与自主神经中枢下丘脑的病变有关，因下丘脑对促性腺激素、促甲状腺激素及其他内分泌腺均有调节作用，并与节后交感神经纤维及皮下脂肪细胞在解剖联系上极为密切。起病前可有急性发热病史，内分泌缺陷，如甲状腺功能亢进症、垂体功能不足、间脑炎。损伤、精神因素、月经初期及妊娠可为诱因。

二、临床表现

起病及进展均缓慢,常开始于儿童期。首先发现面部脂肪组织消失或消瘦,面部表现为两侧颊部及颞颥部凹入,眼眶深陷,皮肤松弛,失去正常弹性,以后发展到颈、肩、臂、胸或腹部,常呈对称性。有些患者脂肪组织的进行性消失仅局限于面部,或半侧面部、半侧躯体。有时可合并局限的脂肪组织增生、肥大。尤其臀部、髋部仍有丰富的脂肪沉着,表现特殊肥胖。但手、足部常不受影响。

可并发其他病变,如自主神经系统功能的异常,表现为血管性头痛、神经过敏、出汗异常、皮温异常、心动过速、腹痛、呕吐、精神及性格改变等。本病也可并发有其他障碍,如糖尿病、高脂血症、肝脾大、肾脏病变等。个别患者合并内分泌功能障碍,如生殖器发育不全、甲状腺功能异常、女性月经异常及多尿症。基础代谢除少数患者外都正常。多数患者在1～2年病情进展较快,经2～6年后进展自行停止,保持原状不变,少数达10年后静止。肌肉、骨质、毛发、乳腺及汗腺均正常。无肌力障碍,多数体力不受影响。活组织检查显示皮下脂肪组织消失。也有部分患者血脂低于正常。

三、诊断

依据脂肪组织消失而肌肉、纤维、皮、骨质正常,即可诊断。

四、鉴别诊断

(一)面偏侧萎缩症

表现为一侧面部进行性萎缩,皮肤、皮下组织及骨质全部受累。

(二)局限型肌营养不良(面-肩-肱型)

面肌消瘦伴肌力软弱,而皮下脂肪仍有保留。

五、治疗

目前尚无特殊治疗。若用纯胰岛素针剂直接注入患者的萎缩区,会引起局部脂肪组织增生,恢复正常形态。另外,垂体激素、紫外线、甲状腺切除术等均可用于治疗,但发现无大价值。有些患者在适当注意休息和营养,并做按摩和体疗后可重新获得失去的脂肪。一般强壮剂、各种维生素均可试用。如病变比较局限或由于职业上的需要,可以进行局部脂肪埋植或注射填充剂等整形手术。

第五节　神经源性直立性低血压

　　神经源性直立性低血压是一组原因未明的周围交感神经或中枢神经系统变性病变,直立性晕厥为其最突出的表现。

一、诊断

　　直立性低血压是直立耐受不良的主要原因之一,临床表现主要由器官低血流灌注引起,脑血流灌注不足表现(头晕、眩晕、视物模糊、眼前发黑、无力、恶心、站立不稳、步态蹒跚、面色苍白、出冷汗、意识水平下降或丧失等)最为突出和常见,可合并肌肉灌注不足表现(枕、颈、肩、臂部疼痛或不适)、心脏灌注不足表现(心绞痛)、脊髓灌注不足表现(跛行或跌跤)、肾脏灌注不足表现(少尿)等,虚弱、嗜睡和疲倦也为其常见表现症状,通常在患者从平卧位改为站立位后 30～60 秒内出现,部分患者可在站立后 15 秒内出现或迟至 30 分钟后出现。一般持续短暂时间后消失,也可迅速发展为晕厥。一般在晨间较为严重,体位突然改变、过多摄入食物、环境温度高、洗热水澡、用力排便或排尿、饮酒、服用扩血管药物等常可诱发或加重直立性低血压。

　　有关诊断直立性低血压的标准尚未完全统一,目前采用较多的直立性低血压的诊断标准是:患者从平卧位改为站立位后,动脉收缩压下降 2.7 kPa(20 mmHg)以上,或舒张压下降 1.3 kPa(10 mmHg)以上,且伴有脑血流灌注不足的表现。

　　如果症状提示直立性低血压,但初步检查不能确诊,应在患者早晨离床站立时或进食后测量。一次测量直立时血压没有明显下降并不足以排除直立性低血压。

　　临床上对诊断直立性低血压最有帮助的检查是倾斜试验,患者平卧于电动试验床,双足固定,待心血管功能稳定后,升高床头 45°～60°或直立,适时测量患者的心率和血压,可以比较准确地反映患者对体位改变的代偿功能。

　　直立耐受不良指站立时出现脑血流灌注不足或自主神经过度活动表现(心悸、震颤、恶心、晕厥等),转为卧位后相应症状减轻或消失,血管迷走性晕厥、直立性心动过速综合征、直立性低血压等均以直立耐受不良为主要表现,因此诊断神经源性直立性低血压首先应与血管迷走性晕厥和直立性心动过速综合征等鉴别。与神经源性直立性低血压比较,直立性心动过速综合征交感神经过度活动表现(震颤、焦虑、恶心、出汗、肢端血管收缩等)突出,卧位变直立位时心率明显加快,而血压下降不明显。

神经源性直立性低血压尚需与继发性直立性低血压相鉴别,神经源性直立性低血压常见于中年男性,起病隐匿,早期患者症状较轻,直立一段时间后才出现症状,且较轻微;直立时不伴明显心率加快和血浆去甲肾上腺素的改变;随着病情发展,症状逐渐加重以致不能连续站立 1~2 小时;严重者于直立位时立即出现晕厥,需长期卧床;直立性低血压也可继发于糖尿病性自主神经病变、血容量不足等。继发性直立性低血压除有相应原发病表现外,头晕、晕厥等脑供血不足症状出现较急,伴有直立时心率明显加快,随着原发病的好转,脑供血不足等症状也随着好转。一种或多种继发性直立性低血压的因素可同时存在于神经源性直立性低血压患者中,使低血压症状加重。

二、病理生理

人体全身静脉可容纳 70% 的血容量,15% 的血容量在心肺,10% 的血容量在全身动脉,而毛细血管只有 5% 的血容量。因此,体内绝大部分血容量是在低压系统内,包括全身静脉、肺循环等。当人体从卧位变直立位时,由于重力的效应及循环调节作用,500~700 mL(7~10 mL/kg)的血液快速转移至盆部和双下肢。血液的重新分布通常在 2~3 分钟完成。由于静脉回流减少,导致心室充盈减少,可使心排血量下降约 20%,每搏输出量下降 20%~50%,导致动脉血压的下降。

正常情况下,动脉压的急剧改变会启动体内心血管系统的代偿机制,可分别刺激心肺的容量感受器及位于主动脉弓与颈动脉窦的压力感受器,冲动经迷走神经及舌咽神经传至延髓的血压调节中枢,经中枢整合后,提高交感神经的兴奋性并降低副交感神经的兴奋性,致使效应器部位的去甲肾上腺素及肾上腺素水平提高,引起静脉及小血管收缩,心率加快,心脏收缩力提高及肾脏水钠潴留,同时激活肾上腺素-血管紧张素-醛固酮系统。当这些代偿机制健全时,一般直立后收缩压有轻度下降(0.7~1.3 kPa),舒张压有轻微提高(0.4~0.7 kPa),心率加快可达 5~20 次/分。下肢的骨骼肌与单向静脉瓣的共同作用,也阻止血液反流,驱使血液回流至心脏。下肢骨骼肌收缩可产生 12.0 kPa 的驱动力,在站立或运动时都是保证血液回流的重要因素。

以上代偿机制的任一环节出现功能紊乱,都可以导致直立后血压明显下降。

根据引起直立性低血压的不同病理生理机制,直立性低血压可分为以下类型:
①慢性、进行性、不可逆的直立性低血压,通常是由中枢或外用神经系统的进行性、退化性的病变引起,这一类直立性低血压的病理主要是血管中枢的进行性、不可逆的损害,或者是部分或全部交感神经反应的损害,此型直立性低血压最常见的病因是自主神经功能紊乱或衰竭。因此,在站立时,外周血管的收缩力明显减弱。②急性、一过性、可逆性的直立性低血压,通常是短暂的外源性因素作用,如低血容量、麻醉、外科手术、制动或药物影响等。在直立性低血压中,此类患者占大多数。此类直立性低血压患者,尽管交感神经系统未受损害,但有功能上的失调,如下肢静脉 α 肾上腺素能受体功能下降,而 β 肾上腺素能受体的功能却正常,导致被动性血管扩张。

由交感神经节后神经元病变引起者,副交感神经系统相对完整,中枢神经系统也不受影响,临床表现性为单纯自主神经功能衰竭,其特点为直立时头昏、头晕、晕厥、视物模糊、全身无力、发音含糊及共济失调。患者卧位时血压正常,但站立位时则收缩压及舒张压较快地下降达3.0～5.0 kPa(20～40 mmHg)或更多。在昏厥发作时,除早期患者偶有心率代偿性加快外,一般发作时无心率的变化,也无苍白、出汗和恶心等先兆表现,可伴有无汗、勃起功能障碍、大小便障碍。血浆去甲肾上腺素水平在患者平卧时低于正常,站立时升高不明显,注射去甲肾上腺素则存在失神经支配高敏现象。

由胸段脊髓侧角细胞变性引起者,病变常波及基底核、橄榄、脑桥和小脑。其自主神经功能障碍表现与由交感神经节后神经元病变引起者无差别,但随着时间推移,常有帕金森综合征、小脑症状和锥体束征等出现,此时称为多系统萎缩。该病变患者安静时血浆去甲肾上腺素水平正常,但站立时不升高,对注射去甲肾上腺素的敏感性反应正常。

三、治疗

直立性低血压的治疗目的并非一定要使血压恢复正常,而是要减轻因血流灌注不足而出现的症状。因此,原则上只有在有症状时才有必要治疗。继发性直立性低血压通过积极病因治疗多可自行恢复。原发性直立性低血压因无明确病因,治疗以对症支持等综合治疗为主,而疾病以后的发展进程则由其存在的基础疾病来决定。通过教育让患者了解、认识疾病及其治疗措施对争取患者配合,达到治疗效果最大化有重要作用。

认识和去除加重原发性直立性低血压症状的因素是首要步骤。引起继发性直立性低血压的原因均可合并存在于原发性直立性低血压,因此对明确诊断的原发性直立性低血压患者,也应注意搜寻和去除这些加重直立性低血压的因素。

物理治疗是直立性低血压的基础治疗,维持或恢复血容量、使用拟交感性药物促血管收缩为一线治疗措施,血管升压素类似物、重组促红细胞生成素、咖啡因等为一线治疗措施的补充,α肾上腺素受体拮抗剂、β肾上腺素受体拮抗剂、生长抑素及其类似物、双羟苯丝氨酸、双氢麦角胺、多巴胺拮抗剂(甲氧氯普胺、多潘立酮)、乙酰胆碱酯酶抑制剂(溴吡斯的明)等对直立性低血压可能有效,临床研究结果尚未一致。

(一)物理治疗

物理治疗的目标是提高循环血容量和防止静脉淤血。提高患者对体位改变的耐受性。常见措施有:①改善饮食习惯,少食多餐。患者进餐后2小时以内避免进行过度活动,进餐后最好坐或躺一会儿,尤其是在早餐后(因更易诱发直立性低血压)。避免浓茶,戒酒。②加强肢体活动或锻炼。在床上进行双下肢锻炼,可防止下肢肌肉失适应性。当患者坐立或双下肢垂于床边时,应间歇运动双下肢。③促进静脉回流。站立时,间歇踮脚尖或双下肢交替负重,通过肌肉收缩,可促进静脉回流。采用高至腰部的下肢弹力袜,尤其是下肢静脉曲张患者,以利静脉回流。站立时使用,平卧后则取下。鼓励患者进行深而慢的呼吸运动,避免过度用力,因可增加胸腔压力而影响静脉回流。④从卧位到坐位和立位时缓慢变换体位使其有一个适应时间,减轻相应的症状。⑤夜间睡眠时,抬高上身(15°~30°)可激活肾素-血管紧张素-醛固酮系统,减少夜尿,保持血容量,并降低夜间高血压。⑥保持病室温度,不宜过高。避免直接日晒及洗热水澡或睡眠时用电热毯等。

独立按治疗计划训练和用生物反馈增强的行为训练,可以减少症状出现的次数和减轻症状。对于严重的患者,可以在药物治疗的同时附加倾斜训练,这样通过有规律的训练直立体位性适应过程可以完善和改善自主性反射。

(二)增加血容量

适度增加血容量有助于缓解症状,但有时可促发卧位高血压。除有充血性心力衰竭外,均不应限制钠盐的摄入,此类患者在低钠饮食时,体内保留钠的能力不足;若无禁忌,高盐饮食(每天12~14 g)和增加饮水量(每天2~5 L)有一定效果。

口服肾上腺皮质激素-α氟氢可的松可增加水钠潴留,有一定治疗效果。开始每天 0.1～0.3 mg 口服，之后可根据血压调整剂量，每天剂量可达 1.0 mg，最佳有效作用为用药后 1～2 周。有卧位高血压、心肾功能不全者慎用。

吲哚美辛每天 75～150 mg，分 3 次口服可抑制肾上腺髓质前列腺素（PGA_2 和 PGE_2）合成，减少血液在外周血管的积聚。使用时注意保护胃黏膜。

（三）促血管收缩

甲氧胺福林为 α 受体激动剂，每次口服 10 mg，每天 3 次可增加站立时的收缩压，明显改善起立时头昏、头晕、晕厥等症状，是目前治疗直立性低血压效果最好的药物，不良反应有立毛反应、尿潴留和卧位时高血压等。

口服盐酸麻黄碱，每次 25 mg，每天 3～4 次；或服用苯异丙胺，每次 10～20 mg，每天 2～3 次，有一定效果。服用单胺氧化酶抑制剂（如异烟肼、呋喃唑酮）后可促使交感神经末梢释放去甲肾上腺素，并抑制其重吸收，常使血压升高，严重患者也可同时应用酪胺治疗，但治疗期间，每天早晚要测量血压。左旋多巴胺为去甲肾上腺素的前体，每次口服 100 mg，每天 3 次可提高平均动脉压、舒张压及局部血流量，但忌用于有高热的患者。

对合并低血浆去甲肾上腺素的重症患者，可用肾上腺素口服，剂量从 15 mg，每天 3 次开始，逐渐增加剂量到 30～45 mg，每天 3 次。剂量大时常见不良反应有失眠、食欲降低、肢体震颤、快速心律失常等。

（四）其他治疗

对伴有贫血的患者，使用重组促红细胞生成素 50 U/kg，每周 3 次，连用 6～10 周，可明显改善起立时头昏、头晕、晕厥等症状。血管升压素类似物去氨加胝素乙酸盐 5～40 μg 经鼻喷雾或 100～800 μg 口服可防止夜尿、体重丧失和减轻夜间体位性血压下降。咖啡因通过阻滞血管扩张性腺苷受体降低直立性低血压患者的餐后低血压，用量为每天 100～250 mg，口服。

卧位高血压常伴随原发性直立性低血压患者，治疗有一定困难。大多数直立性低血压患者耐受连续的卧位高血压而无效应，高血压性器官损害也不常见。少量饮酒或用短作用降压药可以降低卧位高血压。

盐酸哌甲酯（利他林）10～20 mg，早晨及中午各服 1 次，可提高大脑兴奋性。复方左旋多巴可改善锥体外系症状，开始剂量为每次 125 mg，每天 2 次，逐渐增加到每次 250 mg，每天 3～4 次，随时根据患者的反应调整剂量。

第六节 间 脑 病 变

间脑由丘脑、丘脑底、下丘脑、膝状体及第三脑室周围结构组成,是大脑皮质与各低级部位联系的重要结构。"间脑病变"一词,一般用于包括与间脑有关的自主神经功能障碍、精神症状和躯体方面的体重变化、水分潴留、体温调节、睡眠-觉醒节律、性功能、皮肤素质等异常及反复发作性的综合征,脑电图中可有特征性变化。

一、病因和病理

引起间脑病变最主要的病因为肿瘤,如颅咽管瘤、垂体瘤或丘脑肿瘤的压迫。其次是感染、损伤、中毒和血管疾病等。肿瘤占52%,炎症(如脑膜炎、脑炎、结核、蛛网膜炎等)占20%,再次为血管病变、颅脑损伤等。少数病因不明。

间脑病变的症状与间脑破坏的程度不成比例。在动物实验中,破坏第三脑室的底部达1/4可不发生任何症状;破坏下丘脑后部达2/3则可引起恶病质而致死亡。据对第一、二次世界大战中大量的脑损伤患者的观察,发现间脑损害患者而所谓间脑病变的症状并不多见。有人分析了2 000例脑损伤的间脑反应,认为"间脑病变"的诊断应当小心。反之,某些患者有较严重的自主神经、心血管系统、水代谢、睡眠-觉醒系统的功能紊乱,但在死后的检查中并不一定有严重的间脑破坏和组织学改变,或仅见轻度脑萎缩等。

二、临床表现

间脑病变的临床表现极为复杂,基本可分为定位性症状和发作性症状两大方面。

(一)定位性症状

1.睡眠障碍

睡眠障碍是间脑病变的突出症状之一。下丘脑后部病变时,大部分患者有睡眠过多现象,即嗜睡,但少数患者失眠。当下丘脑后区大脑脚受累时,则表现为发作性嗜睡病和猝倒症等。常见的临床类型如下。

(1)发作性睡病:表现为发作性的不分场合的睡眠,持续数分钟至数小时,睡眠性质与正常人相似。这是间脑病变特别是下丘脑病变中最常见的一种表现形式。

（2）异常睡眠症：发作性睡眠过多，每次发作时可持续睡眠数天至数周，但睡眠发作期常可喊醒进行吃饭、小便等，饭后又睡，其睡眠状态与正常相同。

（3）发作性嗜睡-强食症：患者不可控制地出现发作性睡眠，每次睡眠持续数小时至数天，醒后暴饮暴食，食量数倍于常量，且极易饥饿。患者多数肥胖，但无明显内分泌异常。数月至数年反复发作一次，发作间并无异常。起病多在 10～20 岁，男性较多，至成年后可自愈。

2.体温调节障碍

下丘脑病变产生的体温变化，可表现如下特征。

（1）低热：一般维持于 37.3～37.8 ℃，很少达 39 ℃。如连续测量几天体温，有时可发现体温的曲线是多变性的，这种 24 小时体温曲线，有助于了解温度调节障碍。

（2）体温过低：下丘脑的前部和邻近的隔区与身体的散热可能有关，主要通过皮肤血管扩张和排汗（副交感神经）调节，而下丘脑的后侧部则可能与保热和产热有关，主要通过肌肉的紧张和皮肤血管收缩（交感神经）造成。因此当下丘脑前部或灰结节区病变时，散热发生故障，这时很容易使温度过高；而下丘脑后侧部病变时产热机制减弱或消失，常可引起体温过低。

（3）高热：下丘脑视前区两侧急性病变常有体温很快升高，甚至死亡后仍然有很高体温。神经外科手术或急性颅脑损伤影响该区域时，往往在 12 小时内出现高热，但肢体是冰冷的，躯干温暖，有些患者甚至心率及呼吸保持正常。高热时服解热剂无效，体表冷敷及给予氯丙嗪降温反应良好。但是下丘脑占位性病变，可因破坏区域极广而没有体温的明显变化；反之，也可因下丘脑肿瘤选择性地破坏而引起体温持久升高，脑桥中脑血管性病变也可出现高热。

3.尿崩症

下丘脑的病变损害视上核、室旁核或视上核-垂体束，均常发生血管升压素分泌过少，可引起尿崩症。各种年龄均可得病，但以 10～20 岁为多，男性稍多于女性。起病可骤可缓。主要症状有多尿（失水）、口渴、多饮。每昼夜排尿总量常在 5～6 L，多至 10 L，尿比重低（<1.006），但不含糖。每天饮水也多，总量与尿量相接近，如限制喝水，尿量往往仍多而引起失水。患者有头痛、疲乏、肌肉疼痛、体温降低、心动过速、体重减轻。久病者常因烦渴多饮，日夜不宁，发生失眠、焦虑、烦躁等神经情绪症状。若下丘脑前部核群功能亢进，或双侧视交叉上核损害，偶尔也发生少饮及乏尿症。

4.善饥

下丘脑病变引起过分饥饿较烦渴症状为少见。善饥症发现在额叶双侧病变,包括大脑皮质弥散性疾病及双侧前额叶切除后。轻度善饥症见于激素治疗及少数精神分裂症患者。这些患者对食欲估计不能。在强食症中,表现为过分饥饿,伴周期性发作性睡眠过度等症状,常归因于下丘脑病变。双额叶病变时,偶也发生善饥,表现贪食,吃不可食的东西,同时有视觉辨别功能丧失、攻击行为及性活动增加等症状。

5.性功能和激素代谢障碍性功能异常

表现为性欲减退,儿童患者有发育迟缓或早熟,青春期后女性则月经周期改变或闭经,男性则精子形成障碍甚至勃起功能障碍。Bauer 分析 60 例下丘脑病变患者,有 24 例发育早熟,19 例为性功能减退。此种障碍的出现常用下丘脑脊髓纤维及下丘脑垂体纤维通过神经体液的调节紊乱来解释。若下丘脑的乳头体,灰结节部附近患有肿瘤,则来自结节漏斗核的下丘脑垂体纤维受阻,能影响腺垂体的促性腺激素的释放,使内分泌发生异常。下丘脑的脊髓纤维可调节脊髓各中枢活动,改变性功能。成人脑底部肿瘤,刺激下丘脑前方或腹内侧区时,偶也发生性欲过旺者。

闭经-溢乳综合征的主要机制是催乳素分泌过多,高催乳素血症抑制下丘脑促性腺释放激素的分泌。常由肿瘤(垂体肿瘤等)、下丘脑与垂体功能障碍或服用多巴胺受体拮抗剂(硫代二苯胺、氟哌啶醇)等各种因素所致。间脑病变时激素代谢的改变以 17-酮类固醇类最为明显。因 17-酮类固醇类是许多肾上腺皮质激素和性激素的中间代谢产物,正常人每昼夜排出量为10~20 mg,某些患者可增高到 20~40 mg。17-羟皮质固醇的测定同样也可有很大的波动性,排出量可以增高达 14 mg。

6.脂肪代谢障碍

肥胖是由下丘脑后方病变累及腹内侧核或结节附近所致,常伴有性器官发育不良症,称为肥胖性生殖不能性营养不良综合征。继发性者常为下丘脑部肿瘤或垂体腺瘤压迫下丘脑所致,其次为下丘脑部炎症。原发性者多为男性儿童,起病往往颇早,有肥胖和第二性征发育不良,但无垂体功能障碍。肥胖为逐渐进展性,后期表现极其明显,脂肪分布以面部、颈部及躯干最著,其次为肢体的近端。皮肤细软,手指细尖,常伴有骨骼过长现象。

消瘦在婴儿多见,往往因下丘脑肿瘤或其他病变引起,如肿瘤破坏双侧视交叉上核、下丘脑外侧区或前方,均可发生厌食症,吞咽不能,体重减轻。在成人有轻度体重下降,乏力,但极端恶病质常提示有垂体损害。垂体性恶病质的特征为体重减轻,厌食,皮肤萎缩,毛发脱落,肌肉软弱,怕冷,心跳缓慢,基础代谢率降低等。本病也发生于急性垂体病变,如头颅外伤、肿瘤、垂体切除术后。垂体性恶病质反映腺垂体促甲状腺素、促肾上腺皮质激素及促性腺激素的损失。近年来研究发现,下丘脑还能分泌多种释放因子(主要是由蛋白质或多肽组成)调节腺垂体各种内分泌激素的分泌功能,因此单纯下丘脑损伤时,可以出现许多代谢过程的紊乱。

7.糖、蛋白代谢及血液其他成分的改变

下丘脑受损时,血糖往往升高或降低。当下丘脑受急性损伤或刺激时,可产生高血糖,但血清及小便中酮体往往阴性。在动物实验中,损伤下丘脑的前方近视交叉处或破坏室旁核时,能引起低血糖及增加胰岛素敏感性。蛋白质代谢障碍表现为血浆蛋白中清蛋白减低,球蛋白增高,因而 A/G 系数常常低于正常。用电泳法观察,发现球蛋白中以 α_2 球蛋白的上升比较明显,β 部分降低。间脑病变时血中钠含量一般都处于较低水平,血溴测定常增高。其次也可以发生真性红细胞增多症,在无感染情况下也可出现中性粒细胞的增多。

8.胃十二指肠溃疡和出血

在人及动物的急性下丘脑病变中,可伴有胃和十二指肠溃疡及出血。但下丘脑的前方及下行至延髓中的自主神经纤维,在其路径上的任何部位,有急性刺激性病变时,均可引起胃和十二指肠黏膜出血和溃疡形成。产生黏膜病变的原理有两种意见:一种认为由于交感神经血管收缩纤维的麻痹,可发生血管扩张,而导致黏膜出血;另一种认为是迷走神经活动过度的结果,使胃肠道肌肉发生收缩,引起局部缺血与溃疡形成。

消化性溃疡常发生于副交感神经过度紧张的人。颅内手术后并发胃和十二指肠溃疡的概率不高。根据颅内病变(脑瘤、血管病变)352 例尸检患者报告,有上消化道出血及溃疡的占12.5%,内科患者(循环、呼吸系统病变等)非颅内病变的 1 580 例,伴上消化道出血及溃疡的占 6%,显然以颅内病变合并上消化道出血的概率为高。上海市仁济医院神经科对 298 例脑出血、鞍旁及鞍内肿瘤患者的统计显示,有上消化道出血的仅占 6%,发病率较偏低。

9.情绪改变

动物实验中见到多数双侧性下丘脑病损的动物,都有较为重要的不正常行为。研究指出,下丘脑的情绪反应不仅决定于丘脑与皮质关系上,当皮质完整时,在刺激乳头体、破坏下丘脑的后腹外核及视前核有病变时均可引起。主要的精神症状包括兴奋、病理性哭笑、定向力障碍、幻觉及激怒等。

10.自主神经功能症状

下丘脑前部及灰结节区为副交感神经调节,下丘脑后侧部为交感神经调节。下丘脑病变时自主神经是极不稳定的,心血管方面的症状常是波动性的,血压大多偏低,或有位置性低血压,但较少有血压升高现象。一般下丘脑后方及腹内核病变或有刺激现象时,有血压升高、心率加快、呼吸加快,胃肠蠕动和分泌抑制,瞳孔扩大;下丘脑前方或灰结节区刺激性病变,则血压降低、心率减慢、胃肠蠕动及分泌增加、瞳孔缩小。但新近研究指出,在视上核及室旁核或视前区类似神经垂体,有较高浓度的血管升压素及缩宫素,说明下丘脑前方也可引起高血压。若整个下丘脑有病变则血压的改变更为复杂、不稳。伴有心率、脉搏减慢,有时出现冠状动脉的供血不足,呼吸浅而慢,两侧瞳孔大小不对称,偶可引起排尿障碍,常有心脏、胃肠、膀胱区不适感,因结肠功能紊乱,偶有大便溏薄,便秘与腹泻交替出现的情况。

(二)发作性症状

常以间脑癫痫为主要表现。所谓间脑性癫痫发作,实为下丘脑病变所引起的阵发性自主神经系统功能紊乱综合征。发作前患者多先有情绪波动,食欲改变(增高或低下),头痛,打呵欠,恐惧不安和心前区不适。发作时面色潮红或苍白、流涎、流泪、多汗、战栗、血压骤然升高、瞳孔散大或缩小、眼球突出、体温上升或下降、脉速、呼吸变慢、尿意感及各种内脏不适感,间或有意识障碍和精神改变等。发作后全身无力、嗜睡或伴有呃逆。每次发作持续数分钟到数小时。有的则突然出现昏迷,甚至心脏停搏而猝死。总之,每个患者的发作有固定症状和刻板的顺序,而各个患者之间则很少相同。

三、检查

(一)脑脊液检查

除占位病变有压力增高及炎性病变,有白细胞计数增多外,一般均属正常。

(二)X线头颅正侧位摄片

偶有鞍上钙化点,蝶鞍扩大,或后床突破坏情况,必要时行血管造影及CT脑扫描。

(三)脑电图

能见到14 Hz的单向正相棘波或弥散性异常,阵发性发放的、左右交替的高波幅放电有助于诊断。

四、诊断

下丘脑病变的病因较多,临床症状表现不一,诊断较难,必须注意详细询问病史,并结合神经系统检查及辅助检查,细致分析考虑。时常发现下丘脑病理的改变很严重,而临床症状却不明显,也有下丘脑病理改变不明显,而临床症状却很严重。必须指出,在亚急性或慢性的病变中,自主神经系统具有较强的代偿作用。因此不要忽略详细的自主神经系统检查,如出汗试验、皮肤划痕试验、皮肤温度测定、眼心反射、直立和卧倒试验及药物肾上腺素试验等,以测定自主神经的功能状况。脑电图的特征性改变有助于确定诊断。

五、治疗

(一)病因治疗

首先要鉴别肿瘤或炎症。肿瘤引起者应根据手术指征进行开颅切除或深度X线治疗。若为炎症,应先鉴别炎症性质为细菌性或病毒性,然后选用适当的抗生素、激素及中药等治疗。若由损伤和血管性病变所致,则应根据具体情况,采用手术、止血或一般支持治疗。非炎症性的慢性退行性的下丘脑病变,一般以对症治疗、健脑和锻炼身体为主。

(二)特殊治疗

(1)下丘脑病变,若以嗜睡现象为主者,则选用中枢兴奋药物口服,如苯丙胺、哌甲酯,甲氯芬酯等。

(2)尿崩症采用血管升压素替代治疗。神经垂体制剂常用者有下列三种:①垂体升压素以鞣酸盐油剂(又名尿崩停注射剂)的作用时间为最长,肌内注射每次 $0.5\sim1$ mL,可维持 $7\sim10$ 天;②神经垂体粉剂(尿崩停鼻烟剂)。可由鼻道给药,成人每次 $30\sim40$ mg,作用时间为 $6\sim8$ 小时,颇为方便。③氢氯噻嗪。若对尿崩停类药物有抗药、过敏或不能耐受注射者,可以本品代替。

(3)病变引起腺垂体功能减退者,可补偿周围内分泌腺(肾上腺、甲状腺、性腺)分泌不足,用合并激素疗法。如甲状腺制剂合并可的松适量,口服;丙酸睾酮 25 mg,每周 $1\sim3$ 次肌内注射;高蛋白饮食。若有电解质紊乱可考虑合用去氧皮质酮或甘草。

(4)间脑性癫痫发作,可采用苯妥英钠、地西泮或氯氮䓬等口服治疗。精神症状较明显的患者可应用氯丙嗪口服。但如有垂体功能低下的患者须注意出现危象。

（5）颅内压增高用脱水剂，如氨苯蝶啶 50 mg，3 次/天，口服；氢氧噻嗪 25 mg，3 次/天，口服；20％的甘露醇 250 mL，静脉滴注等。

（三）对症治疗

血压偶有升高，心跳快，可给适量降压药，必要时口服适量普萘洛尔。发热者可用中枢退热药物（阿司匹林、氯丙嗪）、苯巴比妥、地西泮、甲丙氨酯等或物理降温。合并胃及十二指肠出血，可应用适量止血剂，如酚磺乙胺及氨甲苯酸等。神经症状明显者，应采取综合疗法，首先要增强体格锻炼，如广播操、打太极拳及练气功等，建立正常生活制度，配合适当的休息，适量服用吡拉西坦康或健脑合剂等。对失眠者晚间用适量催眠剂，白天也可用适当镇静剂，头痛严重者也可用镇痛剂。

第七节　雷　诺　病

雷诺病是因肢端小血管痉挛性或功能性闭塞引起的局部缺血现象，常见于青年女性。多因局部受寒或情绪激动所诱发，以阵发性四肢末端（手指为主）对称性间歇发白与发绀，感觉异常为临床特征，伴有指（趾）疼痛。

继发于其他疾病的肢端动脉痉挛现象，称为雷诺现象。常见于自体免疫性疾病，如硬皮病、皮肌炎、系统性红斑狼疮、类风湿关节炎、结节性动脉炎等，也可见于脊髓空洞症、前斜角肌综合征和铅、砷中毒性周围神经疾病患者。

一、临床表现

大多数患者仅累及手指，近 1/2 的患者可同时累及足趾，仅累及足趾的患者极少。某些患者可累及鼻尖、外耳、面颊、胸部、舌、口唇及乳头。

临床表现有间歇性的肢端血管痉挛伴有疼痛及感觉障碍，典型临床发作可分为 3 期。

（一）缺血期

当环境温度降低或情绪激动时，两侧手指或足趾、鼻尖、外耳突然变白、僵冷。在肢端温度降低同时，皮肤出冷汗，常伴有蚁走感、麻木感或疼痛感，每次发作的频率及时限各异,常持续数分钟至数小时。

(二)缺氧期

局部缺血期继续,同样地有感觉障碍及皮肤温度降低,但肢端青紫或呈蜡状,有疼痛,延续数小时至数天,然后消退或转入充血期。

(三)充血期

动脉充血,温度上升,皮肤潮红,然后恢复正常。也可开始发作即出现青紫而无苍白或在苍白后即转为潮红。某些患者在苍白或青紫之后即代之以正常色泽。经过多次发作,晚期指尖偶有溃疡或坏疽,肌肉及骨质可有轻度萎缩。

体格检查除指(趾)发凉,有时可发现手部多汗外,其余正常。桡动脉、尺动脉、足背动脉及胫后动脉搏动均存在。

临床上常用 Taylor-Pelmear 分期来表示雷诺现象发作的频率、程度和累及的范围(表 6-1)。疾病早期,仅有 1～2 个手指受累,后期可有多个手指受累并累及足趾。拇指因血供丰富常不受累。

表 6-1　雷诺现象的 Taylor-Pelmear 分期

分期	程度	表现
0		无发作
1	轻	偶发,累及一个或多个指尖
2	中	偶发,累及一个或多个指尖及指中部(极少累及指底部)
3	重	常发,累及大多数手指的全部
4	极重	同第 3 期,伴指尖皮肤损害和可能的坏疽

二、实验室检查

(一)激发试验

(1)冷水试验:指(趾)浸入 4 ℃冷水中 1 分钟,3/4 的患者可诱发颜色变化。

(2)握拳试验:两手握拳 90 秒后,于弯曲状态松开手指,部分患者可出现发作时的颜色改变。

(3)将全身暴露于寒冷环境,同时将手浸于 10～15 ℃水中,发作的阳性率更高。

(二)血管无创性检查

激光多普勒血流测定,应变计体积描记法等测定手指寒冷刺激时手指收缩压等。

(三)指动脉造影

分别在冷刺激前后做指动脉造影,如发现血管痉挛,可于动脉内注射盐酸妥拉唑林后再次造影,了解血管痉挛是否缓解。造影可以显示动脉管腔变小,严重者可见动脉内膜粗糙,管腔狭窄,偶见动脉闭塞。

(四)微循环检查

可用显微镜或检眼镜观察甲皱毛细血管。雷诺病患者可正常。继发性雷诺现象者可见毛细血管数减少,管径及形态均异常,乳头层下静脉丛较正常人更明显。此项检查异常者提示继发性雷诺现象,对雷诺病无诊断意义。

(五)其他

红细胞沉降率应作为常规检查,如异常则支持继发性雷诺现象。

三、诊断

雷诺病诊断标准:①发作由寒冷或情感刺激诱发;②双侧受累;③一般无坏疽,即使仅限于指尖皮肤;④无其他引起血管痉挛发作疾病的证据;⑤病史2年以上。

四、治疗

尽量减少肢体暴露在寒冷气候中,加强锻炼,提高机体耐寒能力,避免精神紧张,树立治疗信心。

(一)一般治疗

保持患部的温暖,不仅限于手足,同时注意全身保暖,冬季外出和取冷冻物品时应戴手套,特别是并指手套,穿保暖厚袜及温水浴。保护皮肤,用乳膏防止皮肤干裂,使用去污剂或刺激性化学物时应戴手套。避免指、趾损伤及引起溃疡。由于尼古丁可使血管舒缩,吸烟者应绝对戒烟。避免精神紧张、情绪激动和操作振动机器等诱因。尽量避免去高海拔处。

(二)药物治疗

在一般治疗无效,血管痉挛发作影响患者日常生活或工作,以及出现了指(趾)营养性病变时应考虑药物治疗。雷诺病和雷诺现象的治疗以血管痉挛期为主。

1.钙通道阻滞剂
能使血管扩张,增加血流量,为目前最常用的首选药物。

(1)硝苯地平:为治疗的首选药物,主要作用为周围血管扩张,抗血小板作用,可使指端血管痉挛的发作次数明显减少,个别患者发作可完全消失。用法:每次 10~20 mg,每天 3 次,口服。常见的不良反应是面部发红、发热、头痛、踝部水肿、心动过速等。可使用缓释剂以减轻不良反应。因不良反应停药者,在严重血管痉挛发作时可临时舌下含服治疗。因不良反应不能使用硝苯地平缓释剂时,可用伊拉地平和氨氯地平,但维拉帕米无效。因不良反应必须减量时,钙通道阻滞剂和一般血管扩张剂联合使用,可使用较小剂量,疗效较好。

(2)地尔硫䓬:30~120 mg,每天 3 次,口服,连用 2 周。不良反应轻,但疗效不显著。

(3)尼莫地平:40 mg,每天 3 次,口服。

(4)氟桂利嗪:5 mg,每天 1 次,睡前口服。

2.血管扩张剂

此类药物长期以来一直作为治疗用药的主要选择,疗效尚好,对病情严重的患者疗效较不理想。

(1)草酸萘呋胺:为 5-羟色胺受体拮抗剂,具有较轻的周围血管扩张作用,可缩短发作持续时间及减轻疼痛。用法:每次 0.2 g,每天 3 次,口服。

(2)烟酸肌醇:可缩短发作持续时间及减少发作次数,但服药 3 个月后疗效才明显。用法:每次0.6 g,每天 3 次,口服。

(3)利血平:为儿茶酚胺耗竭剂,每次 0.25 mg,每天 1 次,口服,也可动脉内给药,但疗效并不优于口服。

(4)盐酸妥拉唑林:每次 25~50 mg,每天 3 次,口服。若局部存在疼痛或溃疡形成,用药后无不良反应者,可加至每次 100 mg,每天 3 次,口服,或 25~100 mg,每天 1 次,肌内注射。

(5)盐酸胍乙啶:每天 10~50 mg,优点为每天 1 次,口服。

(6)盐酸酚苄明:每次 10~30 mg,每天 3~4 次,口服。

(7)己酮可可碱:每次 0.4 g,每天 3 次,口服。具有改善血液流变学的作用,可改善继发性雷诺现象,不作为常规治疗用药。

(8)哌唑嗪:每天 2~8 mg 口服,较桂利嗪疗效好。

(9)甲基多巴:可用于痉挛明显或踝部水肿者,从小剂量开始,成人每次0.25 g,每天 2~3 次口服,最高每天不超过 2 g,可分 4 次口服。

(10)罂粟碱:每次 30~60 mg,每天 3 次,口服,或 60~90 mg 加到 6%的羟乙基淀粉或右旋糖酐-40 250~500 mL 中静脉滴注,每天 1 次,7~10 次为 1 个疗程。

(11)氧化麦角碱:0.5 mg,舌下含服,每天 3～4 次,或 0.3～0.6 mg,每天 1 次肌内注射。

(12)硝酸甘油软膏局部应用。不论雷诺病或雷诺现象,β 受体阻滞剂、可乐定、麦角制剂均为禁忌使用药物,因为这些药物可使血管收缩,并可诱发或加重症状。

3.前列腺素

前列环素和前列地尔具有较强的血管扩张和抗血小板聚集作用,对难治者疗效较好,缺点是需静脉用药且不稳定。

(1)前列环素常用量为每分钟每公斤体重 1～2 ng 的速度间歇滴注。每次静脉滴注5～12 小时,每天 1 次,3～5 天为 1 个疗程;大多数患者疗效可持续6 周到半年,对减少发作方面与硝苯地平一致。此药目前作为治疗的次选用药。

(2)前列地尔,1～2 mL(5～10 μg)＋10 mL 生理盐水(或 5％的葡萄糖)缓慢静脉推注,或直接入小壶缓慢静脉滴注。

4.其他

严重坏疽继发感染者,应配合抗生素治疗。巴比妥类镇静剂及甲状腺素能减轻动脉痉挛。伴发硬皮病的严重患者可应用右旋糖酐-40 静脉输入。

(三)充血期治疗

此期主要以调整自主神经药物及中药治疗,常用药物有 B 族维生素、谷维素等。

(四)手术治疗

对病情严重、难治性患者,可考虑交感神经切除术。上肢病变者行上胸交感神经切除术,有效率为50％～60％,但常于 6 个月～2 年内复发,由于疗效较差及少汗等不良反应,目前已不主张用此法治疗。下肢病变者行腰交感神经切除术,有效率为80％以上,疗效持续更长,值得推荐。另外,还可行指(趾)交感神经切除术,疗效尚待观察。

(五)条件反射和生物反馈治疗

患者双手置于 43 ℃水中,身体暴露于 0 ℃的环境下,每天约 30 分钟。治疗后,患者在暴露于寒冷环境时的手指温度明显高于正常人,并且主观感觉症状改善,疗效持续 9～12 个月。有多种生物反馈疗法可用于治疗雷诺现象,一般情况下病情都有改善,且无不良反应,值得试用。

(六)血浆交换

对严重患者可以考虑进行血浆交换治疗。

(七)预防发作

应注意手足保暖,防止受寒,常做手部按摩,促进血液循环和改善肢端营养状况。有条件可作理疗,冷、热水交替治疗,光疗,直流电按摩等。

(八)其他治疗

如肢体负压治疗,原理为负压使肢体血管扩张,克服了血管平滑肌收缩,动脉出现持续扩张。

五、预后

预后相对良好,15％的患者自然缓解,30％的患者逐渐加重。长期持续动脉痉挛可致动脉器质性狭窄而不可逆,但极少(低于 1％)需要截指(趾)。

第七章　运动障碍性疾病

第一节　小　舞　蹈　病

小舞蹈病(chorea minor,CM)又称风湿性舞蹈病或 Sydenham 舞蹈病,由 Sydenham 首先描述,是风湿热在神经系统的常见表现。本病多见于儿童和青少年,其临床特征为不自主的舞蹈样动作、肌张力降低、肌力减弱、自主运动障碍和情绪改变。本病可自愈,但复发者并不少见。

一、病因与发病机制

本病的发病与 A 组 β 溶血性链球菌感染有关。属自体免疫性疾病。约30%的患者在风湿热发作或多发性关节炎后 2～3 个月发病,通常无近期咽痛或发热史,部分患者咽拭子培养 A 组溶血性链球菌阳性;血清可检出抗神经元抗体,与尾状核、丘脑底核等部位神经元抗原起反应,抗体滴度与本病的转归有关,提示可能与自身免疫反应有关。本病好发于围青春期,女性多于男性,一些患者在怀孕或口服避孕药时复发,提示与内分泌改变也有关系。

二、病理

病理改变主要是黑质、纹状体、丘脑底核及大脑皮质可逆性炎性改变和神经细胞弥漫性变性,神经元丧失和胶质细胞增生。有的患者可见散在动脉炎、栓塞性小梗死。90%的尸解患者可发现风湿性心脏病证据。

三、临床表现

(一)发病年龄及性别

发病年龄多在 5～15 岁,女性多于男性,男女之比约为 1∶3。

(二)起病形式

大多数为亚急性或隐袭起病，少数可急性起病。大约 1/3 的患者舞蹈症状出现前 2～6 个月或更长的时间内有 β 溶血性链球菌感染史，曾有咽喉肿痛、发热、多关节炎、心肌炎、心内膜炎、心包炎、皮下风湿结节或紫癜等临床症状和体征。

(三)早期症状

早期症状常不明显，不易被察觉。患儿表现为情绪不稳、焦虑不安、易激动、注意力分散、学习成绩下降、动作笨拙、步态不稳、手中物品时常坠落，行走摇晃不稳等。其后症状日趋明显，表现为舞蹈样动作和肌张力改变等。

(四)舞蹈样动作

常常可急性或隐袭性出现，常为双侧性，可不规则，变幻不定，突发骤止，约 20％患者可偏侧或甚至更为局限。在情绪紧张和做自主运动时加重，安静时减轻，睡眠时消失。常在 2～4 周加重，3～6 个月自行缓解。

(1)面部最明显，表现挤眉、弄眼、噘嘴、吐舌、扮鬼脸等，变幻莫测。

(2)肢体表现为一种快速的不规则无目的的不自主运动，常起于一肢，逐渐累及一侧或对侧，上肢比下肢明显，上肢各关节交替伸直、屈曲、内收等动作，下肢步态颠簸、行走摇晃、易跌倒。

(3)躯干表现为脊柱不停地弯、伸或扭转，呼吸也可变得不规则。

(4)头颈部的舞蹈样动作表现为摇头耸肩或头部左右扭转。伸舌时很难维持，舌部不停地扭动，软腭或其他咽肌的不自主运动可致构音、吞咽障碍。

(五)体征

(1)肌张力及肌力减退，膝反射常减弱或消失。肢体软弱无力，与舞蹈样动作、共济失调一起构成小舞蹈病的三联征。

(2)旋前肌征：由于肌张力和肌力减退导致当患者举臂过头时，手掌旋前。

(3)舞蹈病手姿：当手臂前伸时，因张力过低而呈腕屈、掌指关节过伸，伴手指弹钢琴样小幅度舞动。

(4)盈亏征：若令患者紧握检查者第二、三手指时，检查者能感到患者的手时紧时松，握力不均，时大时小。

(5)约 1/3 患者会有心脏病征，包括风湿性心肌炎、二尖瓣回流或主动脉瓣关闭不全。

(六)精神症状

可有失眠、躁动、不安、精神错乱、幻觉、妄想等精神症状,称为躁狂性舞蹈病。有些患者精神症状可与躯体症状同样显著,以致呈现舞蹈性精神疾病。随着舞蹈样动作消除,精神症状很快缓解。

四、辅助检查

(一)血清学检查

白细胞计数增多,血沉加快,C反应蛋白效价提高,黏蛋白增多,抗链球菌溶血素"O"滴度增加;由于小舞蹈病多发生在链球菌感染后2~3个月,甚至6~8个月,故不少患者发生舞蹈样动作时链球菌血清学检查常为阴性。

(二)咽拭子培养

检查可见A组溶血性链球菌。

(三)脑电图

无特异性,常为轻度弥漫性慢活动。

(四)影像学检查

部分患者头部CT扫描可见尾状核区低密度灶及水肿,MRI扫描显示尾状核、壳核、苍白球增大,T_2加权像显示信号增强,正电子发射断层显像可见纹状体呈高代谢改变,但症状减轻或消失后可恢复正常。

五、诊断

凡学龄期儿童有风湿病史和典型舞蹈样症状,结合实验室及影像学检查通常可以诊断。

六、鉴别诊断

见表7-1。

表 7-1　常见舞蹈病鉴别要点

鉴别要点	小舞蹈病	亨廷顿病	肝豆状核变性	偏侧舞蹈症
病因	风湿性	常染色体显性遗传	遗传性铜代谢障碍	脑卒中、脑瘤
发病年龄	大多数为5~15岁	30岁以后	儿童、青少年	成年
临床特征	全身或偏侧不规则舞蹈,动作快	全身舞蹈、手足徐动、动作较慢	偏侧舞蹈样运动	有不完全偏瘫
	肌张力低、肌力减退	慢	角膜K-F色素环	

鉴别要点	小舞蹈病	亨廷顿病	肝豆状核变性	偏侧舞蹈症
治疗	情绪不稳定,性格改变 可有心脏受损征象 抗链球菌感染(青霉素) 肾上腺皮质激素 氟哌啶醇、氯丙嗪、苯巴比妥	进行性痴呆 氯丙嗪、氟哌啶醇	精神障碍 肝脏受损征 排铜 D-青霉胺口服 口服硫酸锌减少铜吸收 对症用氟哌啶醇	治疗原发病 对症用氟哌啶醇

七、治疗

(一)一般处理

急性期应卧床休息,保持环境安静,避免强光或其他刺激,给予足够的营养支持。

(二)病因治疗

确诊本病后,无论病症轻重,均应使用青霉素或其他有效抗生素治疗,10~14 天为 1 个疗程。同时给予水杨酸钠或泼尼松,症状消失后再逐渐减量至停药,目的是最大限度地防止或减少本病复发,并控制心肌炎、心瓣膜病的发生。

1.抗生素

青霉素:首选 40 万~80 万 U,每天 1~2 次,两周 1 个疗程,也可用红霉素、头孢菌素类药物治疗。

2.阿司匹林

0.1~1.0 g,每天 4 次,小儿按 0.1 g/kg,计算,症状控制后减量,维持 6~12 周。

3.激素

风湿热症状明显时,泼尼松每天 10~30 mg,分 3~4 次口服。

(三)对症治疗

(1)氟哌啶醇:0.5 mg 开始,每天口服 2~3 次,以后逐渐加量。

(2)氯丙嗪:12.5~50 mg,每天 2~3 次。

(3)苯巴比妥:0.015~0.03 g,每天 2~4 次。

(4)地西泮:2.5~5 mg,每天 2~4 次。

八、预后

本病预后良好,可完全恢复而无任何后遗症,大约 20％的患者死于心脏并发症,35％的患者数月或数年后复发。个别患者舞蹈症状持续终身。

第二节　亨 廷 顿 病

亨廷顿病又称亨廷顿舞蹈病、慢性进行性舞蹈病、遗传性舞蹈病,于 1842 年由 Waters 首报,1872 年由美国医师 George Huntington 系统描述而得名,是一种常染色体显性遗传的基底节和大脑皮质变性疾病,临床上以隐匿起病、缓慢进展的舞蹈症、精神异常和痴呆为特征。本病呈完全外显率,受累个体的后代 50％发病。可发生于所有人种,白种人发病率最高,我国较少见。

一、病因及发病机制

本病的致病基因 $IT15$ 位于 4p16.3,基因的表达产物为约含 3 144 个氨基酸的多肽,命名为 Huntingtin,在 $IT15$ 基因 5' 端编码区内的三核苷酸(CAG)重复序列拷贝数异常增多。拷贝数越多,发病年龄越早,临床症状越重。在 Huntingtin 内,(CAG)n 重复编码一段长的多聚谷氨酰胺功能区,故认为本病可能由获得了一种毒性功能所致。

二、病理及生化改变

(一)病理改变

主要位于纹状体和大脑皮质,黑质、视丘、视丘下核、齿状核也可轻度受累。大脑皮质突出的变化为皮质萎缩,特别是第 3、5、6 层神经节细胞丧失,合并胶质细胞增生。尾状核、壳核神经元大量变性、丢失。投射至外侧苍白球的纹状体传出神经元(含 γ-氨基丁酸与脑啡肽,参与间接通路)较早受累,是引起舞蹈症的基础。随着疾病的进展,投射至内侧苍白球的纹状体传出神经元(含 γ-氨基丁酸与 P 物质,参与直接通路)也被累及,是导致肌强直及肌张力障碍的原因。

(二)生化改变

纹状体传出神经元中 γ-氨基丁酸、乙酰胆碱及其合成酶明显减少,多巴胺浓度正常或略增加,与 γ-氨基丁酸共存的神经调质脑啡肽、P 物质也减少,生长抑素和神经肽 Y 增加。

三、临床表现

本病好发于 30~50 岁,5%~10% 的患者于儿童和青少年发病,10% 于老年发病。患者的连续后代中有发病提前倾向,即早发现象,父系遗传的早发现象更明显,绝大多数有阳性家族史。起病隐匿,缓慢进展。无性别差异。

(一)锥体外系症状

以舞蹈样不自主运动最常见、最具特征性,通常为全身性,程度轻重不一,典型表现为手指弹钢琴样动作和面部怪异表情,累及躯干可产生舞蹈样步态,可合并手足徐动及投掷症。随着病情的进展,舞蹈样不自主运动可逐渐减轻,而肌张力障碍及动作迟缓、肌强直、姿势不稳等帕金森综合征逐渐趋于明显。

(二)精神障碍及痴呆

精神障碍可表现为情感、性格、人格改变及行为异常,如抑郁、激惹、幻觉、妄想、暴躁、冲动、反社会行为等。患者常表现出注意力减退、记忆力降低、认知障碍及智力减退,呈进展性加重。

(三)其他

快速眼球运动(扫视)常受损。可伴有癫痫发作,舞蹈样不自主运动大量消耗能量可使体重明显下降,常见睡眠和/或性功能障碍。晚期出现构音障碍和吞咽困难。

四、辅助检查

(一)基因检测

CAG 重复序列拷贝数增加,>40 具有诊断价值。该检测若结合临床特异性高、价值大,几乎所有的患者可通过该方法确诊。

(二)电生理及影像学检查

脑电图呈弥漫性异常,无特异性。CT 及 MRI 显示大脑皮质和尾状核萎缩,脑室扩大。MRI 的 T_2 加权像示壳核信号增强。磁共振波谱显示大脑皮质及基底节乳酸水平增高。[18]F(氟)-脱氧葡萄糖正电子发射断层显像检测显示尾状核、壳核代谢明显降低。

五、诊断及鉴别诊断

(一)诊断

根据发病年龄,慢性进行性舞蹈样动作、精神症状和痴呆,结合家族史可诊断本病,基因检测可确诊,还可发现临床前期患者。

(二)鉴别诊断

本病应与小舞蹈病、良性遗传性舞蹈病、发作性舞蹈手足徐动症、老年性舞蹈病、肝豆状核变性、迟发性运动障碍及棘状红细胞增多症并发舞蹈症鉴别。

六、治疗

目前尚无有效治疗措施,对舞蹈症状可选用以下几种药物。①多巴胺受体阻滞剂:氟哌啶醇 1~4 mg,每天 3 次;氯丙嗪 12.5~50 mg,每天 3 次;奋乃静 2~4 mg,每天3 次;硫必利 0.1~0.2 g,每天 3 次。均应从小剂量开始,逐渐增加剂量,用药过程中应注意锥体外系不良反应。②中枢多巴胺耗竭剂:丁苯那嗪 25 mg,每天 3 次。

七、预后

本病尚无法治愈,病程 10~20 年,平均 15 年。

第三节 脑性瘫痪

脑性瘫痪中华医学会儿科学分会神经学组 2004 年全国小儿脑性瘫痪专题研讨会讨论通过的定义为:出生前到出生后 1 个月内各种原因所引起的脑损伤或发育缺陷所致的运动障碍及姿势异常。主要是指由围生期各种病因所引起的,获得性非进行性脑病导致的先天性运动障碍及姿势异常疾病或综合征。它是在大脑生长发育期受损后所造成的运动瘫痪,是一种严重致残性疾病。

其特点是非进行性的两侧肢体对称性瘫痪。Litfer 首先描述了本病,也称 Litter 病;脑性瘫痪的概念由 Ingram 首先使用。本病发病率相当高,不同国家和地区的发生率为 0.06%~0.59%,日本较高为0.2%~0.25%。

一、病因及病理

(一)病因包括遗传性和获得性

1.出生前病因

如妊娠早期病毒感染、妊娠毒血症、母体的胎盘血液循环障碍和放射线照射等。

2.围生期病因

早产是重要的确定病因,以及脐带脱垂或绕颈、胎盘早剥、前置胎盘、羊水堵塞、胎粪吸入等导致胎儿脑缺氧,难产等导致胎儿窒息、缺氧,以及早产、产程过长、产钳损伤和颅内出血及核黄疸等。

3.出生后病因

如各种感染、外伤、中毒、颅内出血和严重窒息等。病因不明者可能与遗传有关。人体维持正常肌张力调节及姿势反射依赖皮质下行纤维抑制作用与周围Ⅰa类传入纤维易化作用的动态平衡,当脑发育异常使皮质下行束受损时,抑制作用减弱可引起痉挛性运动障碍和姿势异常。感知能力如视力、听力受损可导致智力低下,基底节受损可引起手足徐动,小脑受损可发生共济失调等。

(二)病理改变

以弥散的不等程度的大脑皮质发育不良或脑白质软化、皮质萎缩或萎缩性脑叶硬化等,皮质核基底节有分散的、状如大理石样的病灶瘢痕,为缺血性病理损害,多见于缺氧窒息婴儿。出血性病理损害为室管膜下出血或脑室内出血,有时为脑内点状出血或局部出血,多见于未成熟儿(妊娠不足 32 周),可能由此期脑血管较脆弱,血管神经发育不完善,脑血流调节能力较差所致。脑局部白质硬化和脑积水、脑穿通畸形、锥体束变性等也可见。产前病变以脑发育不良为主,围生期病变以瘢痕、硬化、软化和部分脑萎缩、脑实质缺陷为主。

二、临床分型及表现

脑性瘫痪临床表现复杂多样,多始自婴幼儿期。严重者出生后即有征象,多数患儿是在数月后家人试图扶起患儿站立时发现。临床主要表现为锥体束征和锥体外束损害征,智能发育障碍和癫痫发作三大症状。

运动障碍是本病的主要症状,由于锥体束和锥体外束发育不良而致肢体瘫痪。多数是在出生后数月后被发现患儿肢体活动异常的。个别严重患者可在出生后不久即出现肌肉强直、角弓反张、授乳困难。一般出现不等程度的瘫痪,肌张力增高,肌腱反射亢进,病理征阳性。均为对称性两侧损害,下肢往往重于上肢。

根据运动障碍的临床表现分为以下几种类型。

(一)痉挛型

以锥体系受损为主;又称痉挛性脑性瘫痪。Litter 最早提出缺氧-缺血性产伤(脑病)的概念,后称 Litter 病,是脑性瘫痪中最为常见和典型的一类。常表现为双下肢痉挛性瘫痪、膝踝反射亢进、病理征阳性。肌张力增高比瘫痪更明显,尤其是两腿内收肌、膝关节的伸肌和足部跖屈肌肌张力突出的增高,因此患儿在步行时两髋内收,两膝互相交叉和马蹄内翻足,使用足尖走路而呈剪刀式步态。患儿这种异常费力地向前迈步的状态,一眼望去便可确诊是痉挛性双侧瘫痪。可伴有延髓性麻痹,表现吞咽和构音困难、下颌反射亢进,不自主哭笑,核上性眼肌麻痹、面瘫等。还可伴有语言及智能障碍。根据病情可分为以下几种。

1.轻度

最初 24 小时症状明显,表现易惊、肢体及下颌颤抖,称为紧张不安婴儿;Moro 下限反应,肌张力正常,腱反射灵敏,前囟柔软,脑电图正常,可完全恢复。

2.中度

表现嗜睡、迟钝和肌张力低下,运动正常,48～72 小时后恢复或恶化,若伴抽搐、脑水肿、低钠血症或肝损伤提示预后不良。

3.重度

出生后即昏迷,呼吸不规则,需机械通气维持,出生后 12 小时内发生惊厥,肌张力低下,Moro 反射无反应,吸吮力弱,光反射和眼球运动存在。中至重度患儿如及时纠正呼吸功能不全和代谢异常仍可望存活,可能遗留锥体系、锥体外系和小脑损伤体征及精神发育迟滞。

(二)不随意运动型

以锥体外系受损为主,又称手足徐动型脑性瘫痪,多由核黄疸或新生儿窒息引起,主要侵害基底神经节,常见双侧手足徐动症,出生后数月或数年出现,可见肌张力障碍、共济失调性震颤、肌阵挛和半身颤搐等。轻症患儿易误诊为多动症。

(三)核黄疸

继发于 Rh 与 ABO 血型不相容或肝脏葡萄糖醛酸转移酶缺乏的红细胞增多症,血清胆红素高于 250 mg/L 时具有中枢神经系统毒性作用,可导致神经症状。酸中毒、缺氧及低体重婴儿易患病。轻症患儿出生后 24～36 小时会出现黄疸和肝脾大,4 天后黄疸渐退,不产生明显神经症状。重症患儿出生后或数小时会出现黄疸并急骤加重,肝脾及心脏肿大,黏膜和皮肤点状出血;3～5 天婴儿变得倦怠、吸吮无力、呼吸困难、呕吐、昏睡、肌强直和抽搐发作,可伴舞蹈征、手足徐动、肌张力障碍或痉挛性瘫痪等,多在数天至 2 周内死亡;存活者遗留精神发育迟滞、耳聋和肌张力低,不能坐、站立和行走。

(四)共济失调型

以小脑受损为主,是一种少见的脑性瘫痪。由于小脑发育不良以致患儿出现肌张力降低,躯体平衡失调,坐姿及动作不稳、步态笨拙和经常跌倒,行走时双足横距加宽,辨距不良,并伴意向性震颤、语言缓慢、断续或呈爆发式语言和运动发育迟缓。CT 和 MRI 可见小脑萎缩。

(五)肌张力低下型

往往是其他类型的过渡形式,多见于幼儿,主要表现为肌张力降低,关节活动幅度增大,肌腱反射正常或活跃,病理征阳性。多无肌肉萎缩。患者往往不能站立、行走,甚至不能竖颈。随着年龄的增长肌张力可逐渐增高而转为痉挛性瘫痪。

(六)混合型

脑性瘫痪的患儿多伴有以下症状。

1.反射异常

姿势反射、原始反射、体位姿势反射的异常和手足徐动、舞蹈样动作。这类不自主运动可单独出现,也可两者同时伴发,但均为双侧性,并因随意运动和情绪激动而加重症状。

2.智能障碍

由于大脑皮质发育不良,几乎所有患儿都合并有一定程度的智力和行为缺陷。智力障碍的程度和瘫痪的轻重并不平行。随着智力障碍的出现,还可伴发言语发育迟滞,说话较晚,并有构音障碍。

3.癫痫发作

有的患儿合并有癫痫大小发作,脑电图异常。此外还可出现斜视、弱视、听力减退、牙齿发育不良及短暂性高热等。

根据偏瘫、截瘫和四肢瘫,脑性瘫痪又可分为以下类型。

(1)先天性婴儿偏瘫:婴儿及儿童早期出现。

(2)后天性婴儿偏瘫:3～18个月的正常婴儿常以痫性发作起病,发作后出现严重偏瘫,伴或不伴失语。

(3)四肢瘫:较少见,多为双侧脑病变。

(4)截瘫:多因脑或脊柱病变,如先天性囊肿、肿瘤和脊柱纵裂等。

按瘫痪部位(指痉挛型)可分为以下几种情况。①单瘫:单个肢体受累。②双瘫:四肢受累,上肢轻,下肢重。③三肢瘫:3个肢体受累。④偏瘫:半侧肢体受累。⑤四肢瘫:四肢受累,上、下肢受累程度相似。

三、影像学检查

X线检查头颅片可见双侧不对称,病侧不如健侧膨隆,岩骨和蝶骨位置较高,额突较大,两侧颞骨鳞部或顶骨局部变薄或隆起。CT、MRI可见广泛性程度不等的脑萎缩,有局灶体征者可见大脑皮质和髓质发育不良,脑软化灶,囊性变,脑室扩大或脑穿通畸形等。

四、诊断和鉴别诊断

(一)诊断

本病缺乏特异性诊断指标,主要依靠临床诊断。我国小儿脑性瘫痪会议(2004年)所定诊断条件为以下几点。①引起脑性瘫痪(简称脑瘫)的脑损伤为非进行性。②引起运动障碍的病变部位在脑部。③症状在婴儿期出现。④有时合并智力障碍、感知觉障碍及其他异常。⑤排除进行性疾病所致的中枢性运动障碍及正常小儿暂时性的运动发育迟缓。

高度提示脑性瘫痪的临床表现有以下几种情况:①早产儿,低体重儿,出生时及新生儿期严重缺氧、惊厥、颅内出血和核黄疸等。②精神发育迟滞、情绪不稳和易惊、运动发育迟缓、肌张力增高及痉挛典型表现。③锥体外系症状伴双侧耳聋和上视麻痹。

(二)鉴别诊断

1.遗传性痉挛性截瘫

单纯型儿童期起病,双下肢肌张力增高、腱反射亢进、病理征及弓形足,缓慢进展病程,有家族史。

2.共济失调毛细血管扩张症

常染色体隐性遗传病,呈进展性,表现共济失调、锥体外系症状、眼结合膜毛细血管扩张和甲胎蛋白显著增高等,因免疫功能低下常见支气管炎和肺炎等。

3.脑炎后遗症

有脑炎病史,表现智力减退、易激惹、兴奋、躁动和痫性发作等。

五、治疗

脑性瘫痪尚无有效的病因治疗,目前主要采取物理疗法、康复训练和药物治疗等帮助患儿获得最大限度的功能改善。痉挛、运动过多、手足徐动、肌张力障碍及共济失调等可采用康复训练配合药物治疗,必要时手术治疗。

(一)物理疗法及康复训练

(1)完善的护理、充足的营养和良好的卫生。

(2)长期坚持科学的智力、语言和技能训练。

(3)采取物理疗法、体疗和按摩等促使肌肉松弛,改善下肢运动功能、步态和姿势。

(4)手指作业治疗有利于进食、穿衣、写字等与生活自理有关的动作训练。

(5)支具和矫正器可帮助控制无目的动作,改善姿势和防止畸形。

(二)药物治疗

1.下肢痉挛影响活动者

可以试用巴氯芬,自小剂量开始,成人 5 mg,每天 2 次,口服,5 天后改为每天 3 次,以后每隔 3～5 天增加 5 mg,可用 20～30 mg/d 维持;儿童初始剂量 0.75～1.5 mg/(kg·d),此药也可鞘内注射。不良反应有嗜睡、恶心、眩晕、呼吸抑制,偶有尿潴留;或用苯海索,有中枢抗胆碱能作用,2～4 mg,口服,每天 3 次;或用氯硝西泮,成人首次剂量 3 mg,静脉注射,数分钟起效,半清除期 22～32 小时,有呼吸及心脏抑制作用。

2.震颤治疗

可试用苯海拉明。

3.运动过多

可试用氟哌啶醇、地西泮和丙戊酸钠。

4.伴发癫痫者

应给予抗癫痫药。

5.核黄疸治疗

重症患儿出生即出现黄疸、呕吐、昏睡、总胆红素迅速上升及血红蛋白下降等,应交换输血,必要时多次输血,降低血清非结合胆红素水平,保护神经系统;血清蛋白可促进胆红素结合,紫外线照射可促进间接胆红素转化。

(三)手术治疗

1.选择性脊神经后根切断术

选择性脊神经后根切断术是显微外科技术与电生理技术结合,选择性切断脊神经后根部分与肌牵张反射有关的Ⅰa类肌梭传入纤维,减少调节肌张力与姿势反射的γ环路中周围兴奋性传入,纠正皮质病变引起的下行抑制受损导致的肢体痉挛状态;脑性瘫痪痉挛型如无严重系统疾病、脊柱畸形及尿便障碍,可首选选择性脊神经后根切断术加康复训练,3~10岁时施行为宜;患儿术前应有一定的行走能力、智力接近正常,术后坚持系统的康复训练也是治疗成功的基本条件。

2.矫形外科手术

适用于内收痉挛、肌腱挛缩和内翻马蹄足等,可松解痉挛软组织,恢复肌力平衡及稳定关节。

第四节 帕 金 森 病

帕金森病也称为震颤麻痹,是一种常见的神经系统变性疾病,临床上特征性表现为静止性震颤、运动迟缓、肌强直及姿势步态异常。病理特征是黑质多巴胺能神经元变性缺失和路易小体形成。

一、研究史

本病的研究已有很多年的历史。1817年,英国医师 James Parkinson 发表了经典之作《震颤麻痹的论述》,报告了6例患者,首次提出震颤麻痹一词。在此之前也有零散资料介绍过多种类型瘫痪性震颤疾病,但未确切描述过帕金森病的特点。我国医学对本病早已有过具体描述,但由于传播上的障碍,未被世人所知。在 Parkinson 之后,Marshall Hall 在《神经系统讲座》一书中报道一例患病28年的偏侧帕金森病患者尸检结果,提出病变位于四叠体区。随后 Trousseau 描述了被 Parkinson 忽视的体征肌强直,还发现随疾病进展可出现智力障碍、记忆力下降和思维迟缓等。Charcot 详细描述了帕金森病患者的语言障碍、步态改变及智力受损等特点。Lewy 发现帕金森病患者黑质细胞有奇特的内含物,后称为路易小体,认为是帕金森病的重要病理特征。

瑞典 Arvid Carlsson 确定兔脑内含有多巴胺,而且纹状体内多巴胺占脑内70%,提出多巴胺是脑内独立存在的神经递质。他因发现多巴胺信号转导在运动控制中作用,成为 2000 年诺贝尔生理学与医学奖的得主之一。奥地利 Horn-ykiewicz 发现 6 例帕金森病患者纹状体和黑质部的多巴胺含量显著减少,认为帕金森病可能由于多巴胺缺乏所致,推动了抗帕金森病药物左旋多巴的研制。Cotzias 等首次用左旋多巴口服治疗本病获得良好疗效。Birkmayer 和 Cotzia 又分别将苄丝肼和卡比多巴与左旋多巴合用治疗帕金森病,使左旋多巴用量减少 90%,不良反应明显减轻。到 1975 年 Sinemet 和 Madopar 两种左旋多巴复方制剂上市,逐渐取代了左旋多巴,成为当今治疗帕金森病最有效的药物之一。

Davis 等发现,注射非法合成的麻醉药品能产生持久性的帕金森病。美国 Langston 等证明化学物质 1-甲基-4-苯基-1,2,3,6-四氢吡啶引起的帕金森病。1996 年意大利研究组发现致病基因 α-突触核蛋白(α-synuclein,α-SYN)突变,20 世纪 90 年代末美国和德国两个研究组先后报道 α-SYN 基因 2 个点突变(A53T,A30P)与某些家族性常染色体显性遗传帕金森病(ADPD)连锁,推动了遗传因素、环境因素、氧化应激等与帕金森病发病机制的相关性研究。

二、流行病学

世界各国帕金森病的流行病学资料表明,从年龄分布上看,大部分国家帕金森病人群发病率及患病率随着年龄的增长而增加,50 岁以上约为 500/100 000,60 岁以上约为 1 000/100 000;白种人发病率高于黄种人,黄种人高于黑种人。

我国进行的帕金森病流行病学研究,选择北京、西安及上海 3 个相隔甚远的地区,在 79 个乡村和 58 个城镇,通过分层、多级、群体抽样选择 29 454 个年龄≥55 岁的老年人样本,应用横断层面模式进行帕金森病患病率调查。依据标准化的诊断方案,确认 277 人罹患帕金森病,显示 65 岁或以上的老人帕金森病患病率为 1.7%,估计中国年龄在 55 岁或以上的老年人中约有 170 万人患有帕金森病。这一研究提示,中国帕金森病患病率相当于发达国家的水平,修正了中国是世界上帕金森病患病率最低的国家的结论。预计随着我国人口的老龄化,未来我国正面临着大量的帕金森病患者,将承受更大的帕金森病负担。

三、病因及发病机制

特发性帕金森病的病因未明。研究显示,农业环境如杀虫剂和除草剂的使用,以及遗传因素等是帕金森病较确定的危险因素。居住农村或橡胶厂附近、饮用井水、从事田间劳动、在工业化学品厂工作等也可能是危险因素。吸烟与帕金森病发病间存在负相关,被认为是保护因素,但吸烟有众多危害性,不能因帕金森病的"保护因素"而提倡吸烟。饮茶和喝咖啡者患病率也较低。

本病的发病机制复杂,可能与下列因素有关。

(一)环境因素

例如,20世纪80年代初美国加州一些吸毒者因误用1-甲基-4-苯基-1,2,3,6-四氢吡啶,出现酷似原发性帕金森病的某些病理变化、生化改变、症状和药物治疗反应,给猴注射1-甲基-4-苯基-1,2,3,6-四氢吡啶也出现相似效应。鱼藤酮为脂溶性,可穿过血-脑屏障,研究表明鱼藤酮可抑制线粒体复合体Ⅰ活性,导致大量氧自由基和凋亡诱导因子产生,使多巴胺能神经元变性。与MPP^+结构相似的百草枯及其他吡啶类化合物,也被证明与帕金森病发病相关。利用1-甲基-4-苯基-1,2,3,6-四氢吡啶和鱼藤酮制作的动物模型已成为帕金森病实验研究的有效工具。锰剂和铁剂等也被报道与帕金森病的发病有关。

(二)遗传因素

流行病学资料显示,近10%～15%的帕金森病患者有家族史,呈不完全外显的常染色体显性或隐性遗传,其余为散发性帕金森病。目前已定位13个帕金森病的基因位点,分别被命名为PARK1-13,其中9个致病基因已被克隆。

1.常染色体显性遗传性帕金森病致病基因

该致病基因包括α-突触核蛋白基因(PARK1/PARK4)、UCH-L1基因(PARK5)、LRRK2基因(PARK8)、GIGYF2基因(PARK11)和HTRA2/Omi基因(PARK13)。①α-突触核蛋白(PARK1)基因定位于4号染色体长臂4q21～23,α-突触核蛋白可能增高多巴胺能神经细胞对神经毒素的敏感性,α-突触核蛋白基因Ala53Thr和Ala39Pro突变导致α-突触核蛋白异常沉积,最终形成路易小体;②富亮氨酸重复序列激酶2(LRRK2)基因是目前为止帕金森病患者中突变频率最高的常染色体显性帕金森病致病基因,与晚发性帕金森病相关;③HTRA2也与晚发性帕金森病相关;④泛素蛋白C末端羟化酶-L1(UCH-L1)为PARK5基因突变,定位于4号染色体短臂4p14。

2.常染色体隐性遗传性帕金森病致病基因

该致病基因包括Parkin基因(PARK2)、PINK1基因(PARK6)、DJ-1基因(PARK7)和ATP13A2基因。

(1)Parkin基因定位于6号染色体长臂6q25.2～27,基因突变常导致Parkin蛋白功能障碍,酶活性减弱或消失,造成细胞内异常蛋白质沉积,最终导致多巴胺能神经元变性。Parkin基因突变是早发性常染色体隐性家族性帕金森病的主要病因之一。

（2）*ATP13A2* 基因突变在亚洲人群中较为多见，与常染色体隐性遗传性早发性帕金森病相关，该基因定位在 1 号染色体，包含 29 个编码外显子，编码 1 180 个氨基酸的蛋白质，属于三磷酸腺苷酶的 P 型超家族，主要利用水解三磷酸腺苷来驱动物质跨膜转运，ATP13A2 蛋白的降解途径主要有 2 个：溶酶体通路和蛋白酶体通路。蛋白酶体通路的功能障碍是导致神经退行性变的因素之一，蛋白酶体通路 E_3 连接酶 Parkin 蛋白的突变可以导致帕金森病的发生。

（3）*PINK*1 基因最早在 3 个欧洲帕金森病家系中发现，该基因突变分布广泛，在北美、亚洲均有报道，该基因与线粒体的融合、分裂密切相关，且与 *Parkin*、DJ-1 和 *Htra*2 等帕金森病致病基因间存在相互作用，提示其在帕金森病发病机制中发挥重要作用。

（4）DJ-1 蛋白是氢过氧化物反应蛋白，参与机体氧化应激。*DJ*-1 基因突变后 *DJ*-1 蛋白功能受损，增加氧化应激反应对神经元的损害。*DJ*-1 基因突变与散发性早发性帕金森病的发病有关。

3.细胞色素基因和某些线粒体 DNA 突变

细胞色素基因和某些线粒体 DNA 突变可能是帕金森病发病的易感因素之一，可能使 P_{450} 酶活性下降，使肝脏解毒功能受损，易造成 1-甲基-4-苯基-1,2,3,6-四氢吡啶等毒素对黑质纹状体的损害。

（三）氧化应激与线粒体功能缺陷

氧化应激是帕金森病发病机制的研究热点。自由基可使不饱和脂肪酸发生脂质过氧化，后者可氧化损伤蛋白质和 DNA，导致细胞变性死亡。帕金森病患者由于 B 型单胺氧化酶活性增高，可产生过量 OH·基，破坏细胞膜。在氧化的同时，黑质细胞内多巴胺氧化产物聚合形成神经黑色素，与铁结合产生 Fenton 反应可形成 OH·基。在正常情况下细胞内有足够的抗氧化物质，如脑内的谷胱甘肽、谷胱甘肽过氧化物酶和超氧化物歧化酶等，因而多巴胺氧化产生自由基不会产生氧化应激，保证细胞免遭自由基损伤。帕金森病患者黑质部还原型谷胱甘肽降低和脂质过氧化增加，铁离子（Fe^{2+}）浓度增高和铁蛋白含量降低，使黑质成为易受氧化应激侵袭的部位。近年来发现线粒体功能缺陷在帕金森病发病中起重要作用。对帕金森病患者线粒体功能缺陷认识源于对 1-甲基-4-苯基-1,2,3,6-四氢吡啶作用机制的研究，1-甲基-4-苯基-1,2,3,6-四氢吡啶通过抑制黑质线粒体呼吸链复合物 Ⅰ 活性导致帕金森病。体外实验证实 1-甲基-4-苯基-1,2,3,6-四氢吡啶活性成分 MPP^+ 能造成 MES 23.5 细胞线粒体膜电势（$\Delta\Psi m$）下降，氧自由基生成增加。帕金森病患者黑质线粒体复合物 Ⅰ 活性可降低 32%～

38%,复合物Ⅰ活性降低使黑质细胞对自由基损伤敏感性显著增加。在多系统萎缩及进行性核上性麻痹患者黑质中未发现复合物Ⅰ活性改变,表明帕金森病黑质复合物Ⅰ活性降低可能是帕金森病相对特异性改变。帕金森病患者存在线粒体功能缺陷可能与遗传因素和环境因素有关,研究提示帕金森病患者存在线粒体 DNA 突变,复合物Ⅰ是由细胞核和线粒体两个基因组编码翻译,两组基因任何片段缺损都可影响复合物Ⅰ的功能。近年来 *PARK*1 基因突变受到普遍重视,它的编码蛋白就位于线粒体内。

(四)免疫及炎性机制

Abramsky 提出帕金森病发病与免疫/炎性机制有关。研究发现帕金森病患者细胞免疫功能降低,白细胞介素-1 活性降低明显。帕金森病患者脑脊液中存在抗多巴胺能神经元抗体。细胞培养发现,帕金森病患者的血浆及脑脊液中的成分可抑制大鼠中脑多巴胺能神经元的功能及生长。采用立体定向技术将帕金森病患者血 IgG 注入大鼠一侧黑质,黑质酪氨酸羟化酶及多巴胺能神经元明显减少,提示可能有免疫介导性黑质细胞损伤。许多环境因素如 1-甲基-4-苯基-1,2,3,6-四氢吡啶、鱼藤酮、百草枯、铁剂等诱导的多巴胺能神经元变性与小胶质细胞激活有关,小胶质细胞是脑组织主要的免疫细胞,在神经变性疾病发生中小胶质细胞不仅是简单的"反应性增生",而且参与了整个病理过程。小胶质细胞活化后可通过产生氧自由基等促炎因子,对神经元产生毒性作用。多巴胺能神经元对氧化应激十分敏感,而活化的小胶质细胞是氧自由基产生的主要来源。此外,中脑黑质是小胶质细胞分布最为密集的区域,决定了小胶质细胞的活化在帕金森病发生发展中有重要作用。

(五)年龄因素

帕金森病主要发生于中老年,40 岁以前很少发病。研究发现自 30 岁后黑质多巴胺能神经元、酪氨酸羟化酶和多巴脱羧酶活力,以及纹状体多巴胺递质逐年减少,多巴胺的 D_1 和 D_2 受体密度减低。然而,罹患帕金森病的老年人毕竟是少数,说明生理性多巴胺能神经元退变不足以引起帕金森病。只有黑质多巴胺能神经元减少 50% 以上,纹状体多巴胺递质减少 80% 以上,临床才会出现帕金森病症状,高龄只是帕金森病的促发因素。

(六)泛素-蛋白酶体系统功能异常

泛素-蛋白酶体系统可选择性降低细胞内的蛋白质,在细胞周期性增殖及凋亡相关蛋白的降解中发挥重要作用。*Parkin* 基因突变常导致 UPS 功能障碍,不能降解错误折叠的蛋白,错误折叠蛋白的过多异常聚集则对细胞有毒性作用,引起氧化应激增强和线粒体功能损伤。应用蛋白酶体抑制剂已经构建成模拟帕金森病的细胞模型。

(七)兴奋性毒性作用

应用微透析及高效液相色谱检测发现,由 1-甲基-4-苯基-1,2,3,6-四氢吡啶制备的帕金森病猴模型纹状体中兴奋性氨基酸(谷氨酸、天门冬氨酸)含量明显增高。若细胞外间隙谷氨酸浓度异常增高,过度刺激受体可对中枢神经系统产生明显毒性作用。动物实验发现,脑内注射微量谷氨酸可导致大片神经元坏死,谷氨酸兴奋性神经毒作用是通过 N-甲基-D-天冬氨酸受体(N-methyl-D-aspartic acid receptor,NMDA)介导的,与多巴胺能神经元变性有关。谷氨酸可通过激活NMDA 受体产生一氧化氮(NO)损伤神经细胞,并释放更多的兴奋性氨基酸,进一步加重神经元损伤。

(八)细胞凋亡

帕金森病发病过程存在细胞凋亡及神经营养因子缺乏等。细胞凋亡是帕金森病患者多巴胺能神经元变性的基本形式,许多基因及其产物通过多种机制参与多巴胺能神经元变性的凋亡过程。此外,多种迹象表明多巴胺转运体和囊泡转运体的异常表达与多巴胺能神经元的变性直接相关。其他如神经细胞自噬、钙稳态失衡可能也参与帕金森病的发病。

目前,大多数学者认同帕金森病并非由单一因素引起,是由遗传因素、环境因素、免疫/炎性因素、线粒体功能衰竭、兴奋性氨基酸毒性、神经细胞自噬及老化等多种因素通过多种机制共同作用所致。

四、病理及生化病理

(一)病理

帕金森病主要病理改变是含色素神经元变性、缺失,黑质致密部多巴胺能神经元最显著。镜下可见神经细胞减少,黑质细胞黑色素消失,黑色素颗粒游离散布于组织和巨噬细胞内,伴不同程度神经胶质增生。正常人黑质细胞随着年龄的增长而减少,黑质细胞在正常人 80 岁时从原有 42.5 万减至 20 万个,帕金森病患者少于 10 万个,出现症状时多巴胺能神经元丢失 50% 以上,蓝斑、中缝核、迷走神经背核、苍白球、壳核、尾状核及丘脑底核等也可见轻度改变。

残留神经元胞质中出现嗜酸性包涵体路易小体是本病重要的病理特点,路易小体是细胞质蛋白质组成的玻璃样团块,中央有致密核心,周围有细丝状晕圈。一个细胞有时可见多个大小不同的路易小体,见于约 10% 的残存细胞,黑质明显,苍白球、纹状体及蓝斑等也可见,α-突触核蛋白和泛素是路易小体的重要组分。α-突触核蛋白在许多脑区含量丰富,多集中于神经元突触前末梢。在小鼠或果蝇体内过量表达 α-突触核蛋白可产生典型的帕金森病症状。尽管 α-突触核蛋白基因突变仅出现在小部分家族性帕金森病患者中,但该基因表达的蛋白是路易小体的主要成分,提示它在帕金森病发病过程中起重要作用。

(二)生化病理

帕金森病最显著的生物化学特征是脑内多巴胺含量减少。多巴胺和乙酰胆碱作为纹状体两种重要神经递质,功能相互拮抗,两者平衡对基底核环路活动起重要的调节作用。脑内多巴胺递质通路主要为黑质-纹状体系,黑质致密部多巴胺能神经元自血流摄入左旋酪氨酸,在细胞内酪氨酸羟化酶作用下形成左旋多巴→经多巴脱羧酶→多巴胺→通过黑质-纹状体束,多巴胺作用于壳核、尾状核突触后神经元,最后被分解成高香草酸。由于特发性帕金森病酪氨酸羟化酶和多巴脱氨酸减少,使多巴胺生成减少。B 型单胺氧化酶 B 抑制剂减少神经元内多巴胺分解代谢,增加脑内多巴胺含量。儿茶酚-氧位-甲基转移酶抑制剂减少左旋多巴外周代谢,维持左旋多巴稳定血浆浓度(图 7-1),可用于帕金森病治疗。

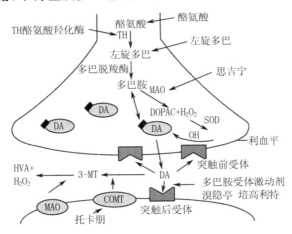

图 7-1 多巴胺的合成和代谢

帕金森病患者黑质多巴胺能神经元变性丢失,黑质-纹状体多巴胺通路变性,纹状体多巴胺含量显著降低(>80%),使乙酰胆碱系统功能相对亢进,是导致肌张力增高、动作减少等运动症状的生化基础。此外,中脑-边缘系统和中脑-皮质系统多巴胺含量也显著减少,可能导致智力减退、行为情感异常、言语错乱等高级神经活动障碍。多巴胺递质减少程度与患者症状严重度一致,病变早期通过多巴胺更新率增加(突触前代偿)和多巴胺受体失神经后超敏现象(突触后代偿),临床症状可能不明显(代偿期),随着疾病的进展可出现典型帕金森病症状(失代偿期)。基底核其他递质或神经肽如去甲肾上腺素、5-羟色胺、P物质、脑啡肽、生长抑素等也有变化。

五、临床表现

帕金森病通常在40～70岁发病,60岁后发病率增高,在30多岁前发病者少见,男性略多。起病隐袭,发展缓慢,主要表现静止性震颤、肌张力增高、运动迟缓和姿势步态异常等,症状出现先后可因人而异。首发症状以震颤最多见(60%～70%),其次为步行障碍(12%)、肌强直(10%)和运动迟缓(10%)。症状常自一侧上肢开始,逐渐波及同侧下肢、对侧上肢与下肢,呈N字形的进展顺序(65%～70%);25%～30%的患者可自一侧的下肢开始,两侧下肢同时开始极少见,不少患者疾病晚期症状仍存在左右差异。

(一)静止性震颤

常为帕金森病的首发症状,多由一侧上肢远端(手指)开始,逐渐扩展到同侧下肢及对侧肢体,上肢震颤幅度较下肢明显,下颌、口唇、舌及头部常最后受累。典型表现静止性震颤,拇指与屈曲示指呈搓丸样动作,节律4～6 Hz,静止时出现,精神紧张时加重,随意动作时减轻,睡眠时消失;常伴交替旋前与旋后、屈曲与伸展运动。令患者活动一侧肢体如握拳或松拳,可引起另一侧肢体出现震颤,该试验有助于发现早期轻微震颤。少数患者尤其是70岁以上发病者可能不出现震颤。部分患者可合并姿势性震颤。

(二)肌强直

锥体外系病变导致屈肌与伸肌张力同时增高,关节被动运动时始终保持阻力增高,似弯曲软铅管,称为铅管样强直,如患者伴有震颤,检查者感觉在均匀阻力中出现断续停顿,如同转动齿轮,称为齿轮样强直,是肌强直与静止性震颤叠加所致。这两种强直与锥体束受损的折刀样强直不同,后者可伴腱反射亢进及病理征。以下的临床试验有助于发现轻微的肌强直:①令患者运动对侧肢体,被检肢体肌强直可更明显;②头坠落试验:患者仰卧位,快速撤离头下枕时头常缓慢落下,而非迅速落下;③令患者把双肘置于桌上,使前臂与桌面呈垂直位,两臂及腕部肌肉尽量放松,正常人此时腕关节与前臂约呈90°角屈曲,帕金森病患者腕关节或多或少保持伸直,好像竖立的路标,称为"路标现象"。老年患者肌强直可能引起关节疼痛,是由肌张力增高使关节血供受阻所致。

(三)运动迟缓

表现为随意动作减少,包括行动困难和运动迟缓,因肌张力增高、姿势反射障碍出现一系列特征性运动障碍症状,如起床、翻身、步行和变换方向时运动迟缓,面部表情肌活动减少,常双眼凝视,瞬目减少,呈面具脸,以及手指精细动作如扣纽扣、系鞋带等困难。书写时字越写越小,称为写字过小征等。口、咽、腭肌运动障碍,使讲话缓慢,语音低沉单调,流涎等,严重时吞咽困难。

(四)姿势步态异常

患者四肢、躯干和颈部肌强直呈特殊屈曲体姿,头部前倾,躯干俯屈,上肢肘关节屈曲,腕关节伸直,前臂内收,指间关节伸直,拇指对掌。下肢髋关节与膝关节均略呈弯曲,随着疾病的进展姿势障碍加重,晚期起立困难。早期下肢拖曳,逐渐变为小步态,起步困难,起步后前冲,越走越快,不能及时停步或转弯,称慌张步态,行走时上肢摆动减少或消失;因躯干僵硬,转弯时躯干与头部连带小步转弯,与姿势平衡障碍导致重心不稳有关。患者害怕跌倒,遇小障碍物也要停步不前。

(五)非运动症状

帕金森病的非运动症状包括疾病早期常出现的嗅觉减退、快动眼期睡眠行为障碍、便秘等症状。

(1)嗅觉缺失经常出现在运动症状前,是帕金森病的早期特征,嗅觉检测作为一种可能的生物学标志物,有助于将来对帕金森病高危人群的识别。

(2)抑郁症在帕金森病患者中常见,约占患者的50%,多为疾病本身的表现,患者可能同时伴有5-羟色胺递质功能降低;通常应用5-羟色胺再摄取抑制剂,如舍曲林50 mg、西酞普兰20 mg等治疗可改善。运动症状好转常可使抑郁症状缓解。

(3)快动眼动期睡眠行为障碍可见于30%的帕金森病患者,20%~38%的快动眼动期行为障碍患者可能发展为帕金森病。与正常人相比,快动眼动期行为障碍患者存在明显的嗅觉障碍、颜色辨别力及运动速度受损。功能影像学显示特发性快动眼动期行为障碍患者纹状体内存在多巴胺转运体减少,快动眼动期行为障碍同样可能是帕金森病的早期标志物,其确切的病理基础尚不清楚,可能与蓝斑下核等下位脑干病变有关。

(4)便秘是帕金森病患者的常见症状,具有顽固性、反复性、波动性及难治性等特点。可能与肠系膜神经丛的神经元变性导致胆碱能功能降低,胃肠道蠕动减弱有关,此外,抗胆碱药等抗帕金森病药物可使蠕动功能下降,加重便秘。

(5)其他症状:如皮脂腺和汗腺分泌亢进引起脂颜、多汗,交感神经功能障碍导致直立性低血压等;部分患者晚期出现轻度认知功能减退或痴呆、视幻觉等,通常不严重。

(六)辅助检查

(1)帕金森病患者的 CT、MRI 检查通常无特征性异常。

(2)生化检测:高效液相色谱-电化学法检测到患者脑脊液和尿中高香草酸含量降低,放射免疫分析法检测到脑脊液中生长抑素含量降低。血及脑脊液常规检查无异常。

(3)基因及生物标志物:家族性帕金森病患者可采用 DNA 印迹技术、聚合酶链反应、DNA 序列分析等检测基因突变。采用蛋白组学等技术检测血清、脑脊液、唾液中 α-突触核蛋白、DJ-1 等潜在的早期帕金森病生物学标志物。

(4)超声检查可见对侧中脑黑质的高回声(图 7-2)。

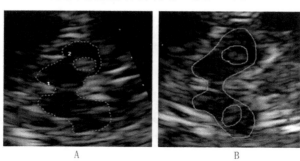

图 7-2　帕金森病的超声表现

A.偏侧帕金森病对侧中脑黑质出现高回声;B.双侧帕金森病两侧中脑黑质出现高回声

(5)功能影像学检测。①多巴胺受体功能显像:帕金森病纹状体多巴胺受体,主要是 D_2 受体功能发生改变,正电子发射断层显像和单光子发射计算机断层显像可动态观察多巴胺受体,单光子发射计算机断层显像较简便经济,特异性 D_2 受体标志物[123]碘 Iodobenzamide(^{123}I-IBZM)合成使单光子发射计算机断层显像应用广泛;②多巴胺转运体(dopa-mine transporter,DAT)功能显像:纹状体突触前膜 DAT可调控突触间隙中多巴胺有效浓度,使多巴胺对突触前和突触后受体发生时间依赖性激动,早期帕金森病患者 DAT 功能较正常下降 31%～65%,应用[123]I-β-CIT 正电子发射断层显像或^{98m}Tc-TRODAT-1 单光子发射计算机断层显像可检测 DAT 功能,用于帕金森病早期和亚临床诊断(图 7-3);③神经递质功能显像:^{18}F-dopa 透过血-脑屏障入脑,多巴脱羧酶将^{18}F-dopa 转化为^{18}F-DA,帕金森病患者纹状体区^{18}F-dopa 放射性聚集较正常人明显减低,提示多巴脱羧酶活性降低。

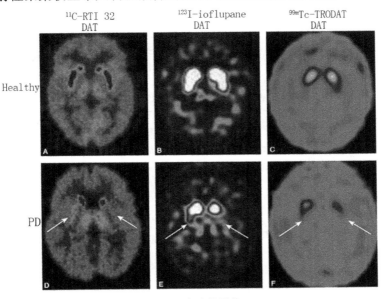

图 7-3　脑功能影像

显示帕金森病患者的纹状体区 DAT 活性降低

(6)药物试验:目前临床已很少采用。

左旋多巴试验:①试验前 24 小时停用左旋多巴、多巴胺受体激动剂、抗胆碱能药、抗组胺药;②试验前 30 分钟和试验开始前各进行 1 次临床评分;③早 8～9 时患者排尿、排便,然后口服 375～500 mg 多巴丝肼;④服药 45～150 分钟按 UPDRS-Ⅲ量表测试患者的运动功能;⑤病情减轻为阳性反应。

多巴丝肼弥散剂试验:药物吸收快,很快达到有效浓度,代谢快,用药量较小,可短时间(10～30 分钟)内确定患者对左旋多巴反应。对帕金森病诊断、鉴别诊断及药物选择等有价值。

阿扑吗啡试验:①②项同左旋多巴试验;③皮下注射阿扑吗啡 2 mg;④用药后 30～120 分钟,测试患者的运动功能,病情减轻为阳性反应,如阴性可分别隔 4 小时用 3 mg、5 mg 或 10 mg 阿扑吗啡重复试验。

六、诊断及鉴别诊断

(一)诊断

英国帕金森病协会脑库诊断标准及中国帕金森病诊断标准均依据中老年发病,缓慢进展性病程,必备运动迟缓及至少具备静止性震颤、肌强直或姿势步态障碍中的一项,结合对左旋多巴治疗的敏感度即可作出临床诊断(表7-2)。联合嗅觉、经颅多普勒超声及功能影像检查有助于早期发现临床前帕金森病。帕金森病的临床与病理诊断符合率约为80%。

表 7-2 英国帕金森病协会脑库(UKPDBB)临床诊断标准

包括标准	排除标准	支持标准
· 运动迟缓(随意运动启动缓慢,伴随重复动作的速度和幅度进行性减少)	· 反复卒中病史,伴随阶梯形进展的帕金森病症状	确诊帕金森病需具备以下 3 个或 3 个以上的条件
· 并至少具备以下中的一项:肌强直;4～6 Hz 静止性震颤;不是由于视力、前庭或本体感觉障碍导致的姿势不稳	· 反复脑创伤病史	· 单侧起病
	· 明确的脑炎病史 · 动眼危象 · 在服用抗精神疾病类药物过程中出现症状	· 静止性震颤 · 疾病逐渐进展 · 持久性的症状不对称,以患侧受累更重
	· 一个以上的亲属发病	· 左旋多巴治疗有明显疗效 (70%～100%)
	· 病情持续好转 · 起病 3 年后仍仅表现单侧症状 · 核上性凝视麻痹 · 小脑病变体征 · 疾病早期严重的自主神经功能紊乱 · 早期严重的记忆、语言和行为习惯紊乱的痴呆 · Batinski 征阳性 · CT 扫描显示脑肿瘤或交通性脑积水 · 大剂量左旋多巴治疗无效(排除吸收不良导致的无效) · 1-甲基-4-苯基-1,2,3,6-四氢吡啶接触史	· 严重的左旋多巴诱导的舞蹈症 · 左旋多巴疗效持续 5 年或更长时间 · 临床病程 10 年或更长时间

(二)鉴别诊断

帕金森病主要须与其他原因引起的帕金森综合征鉴别(表 7-3)。在所有帕金森综合征中,约 75％为原发性帕金森病,约 25％为其他原因引起的帕金森综合征。

表 7-3　帕金森病与帕金森综合征的分类

1.原发性

- 原发性帕金森病

- 少年型帕金森综合征

2.继发性(后天性、症状性)帕金森综合征

- 感染:脑炎后、慢病毒感染

- 药物:神经安定剂(吩噻嗪类及丁酰苯类)、利血平、甲氧氯普胺、α-甲基多巴、锂剂、氟桂利嗪、桂利嗪

- 毒物:1-甲基-4-苯基-1,2,3,6-四氢吡啶及其结构类似的杀虫剂和除草剂、一氧化碳、锰、汞、二硫化碳、甲醇、乙醇

- 血管性:多发性脑梗死、低血压性休克

- 创伤:拳击性脑病

- 其他:甲状旁腺功能异常、甲状腺功能减退、肝脑变性、脑瘤、正压性脑积水

3.遗传变性性帕金森综合征

- 常染色体显性遗传路易小体病、亨廷顿病、肝豆状核变性、Hallervorden-Spatz 病、橄榄脑桥小脑萎缩、脊髓小脑变性、家族性基底核钙化、家族性帕金森综合征伴周围神经疾病、神经棘红细胞增多症、苍白球黑质变性

4.多系统变性(帕金森叠加征群)

- 进行性核上性麻痹、Shy-Drager 综合征、纹状体黑质变性、帕金森综合征-痴呆-肌萎缩性侧索硬化复合征、皮质基底核变性、阿尔茨海默病、偏侧萎缩-偏侧帕金森综合征

1.继发性帕金森综合征

有明确的病因可寻,如感染、药物、中毒、脑动脉硬化、创伤等。继发于甲型脑炎(即昏睡性脑炎)后的帕金森综合征,目前已罕见。多种药物均可导致药物性帕金森综合征,一般是可逆的。在拳击手中偶见头部创伤引起的帕金森综合征。老年人基底核区多发性腔隙性梗死可引起血管性帕金森综合征,患者有高血压、动脉硬化及卒中史,步态障碍较明显,震颤少见,常伴锥体束征。

2.伴发于其他神经变性疾病的帕金森综合征

不少神经变性疾病具有帕金森综合征表现。这些神经变性疾病各有其特点,有些为遗传性,有些为散发的,除程度不一的帕金森症状外,还有其他症状,

如不自主运动、垂直性眼球凝视障碍(见于进行性核上性麻痹)、直立性低血压(Shy-Drager 综合征)、小脑性共济失调(橄榄脑桥小脑萎缩)、出现较早且严重的痴呆(路易体痴呆)、角膜色素环(肝豆状核变性)、皮质复合感觉缺失、锥体束征和失用、失语(皮质基底核变性)等。此外,所伴发的帕金森病症状,经常以强直、少动为主,静止性震颤很少见,对左旋多巴治疗不敏感。

3.早期患者须与原发性震颤、抑郁症、脑血管病鉴别

(1)原发性震颤较常见,约1/3的患者有家族史,在各年龄期均可发病,姿势性或动作性震颤为唯一的表现,无肌强直和运动迟缓,饮酒或用普萘洛而后震颤可显著减轻。

(2)抑郁症可伴表情贫乏、言语单调、随意运动减少,但无肌强直和震颤,抗抑郁剂治疗有效。

(3)早期帕金森病症状局限于一侧肢体,患者常主诉一侧肢体无力或不灵活,若无震颤,易误诊为脑血管病,询问原发病和仔细体检易于鉴别。

七、治疗原则

帕金森病的治疗原则是采取综合治疗,包括药物治疗、手术治疗、康复治疗、心理治疗等,目前应用的所有治疗手段,只能改善症状,不能阻止病情发展。其中药物治疗是首选的治疗手段。

八、药物治疗

(一)药物治疗原则

应从小剂量开始,缓慢递增,以较小剂量达到较满意的疗效。治疗应考虑个体化特点,用药选择不仅要考虑病情特点,而且要考虑患者的年龄、就业状况、经济承受能力等因素。药物治疗目标是延缓疾病进展、控制症状,并尽可能延长症状控制的年限,同时尽量减少药物不良反应和并发症。

(二)保护性治疗

目的是延缓疾病发展,改善患者症状。原则上,帕金森病一旦被诊断就应及早进行保护性治疗。目前临床应用的保护性治疗药物主要是 B 型单胺氧化酶抑制剂。曾报道司来吉兰+维生素 E 疗法(deprenyl and tocopherol an-tioxidation therapy of parkinsonism,DATATOP)可推迟使用左旋多巴、延缓疾病发展约9 个月,可用于早期轻症帕金森病患者;但司来吉兰的神经保护作用仍未定论。多巴胺受体激动剂和辅酶 Q_{10} 也可能有神经保护作用。

(三)症状性治疗

选择药物的原则如下。

(1)老年前期(＜65 岁)患者,且不伴智力减退,可以选择:①多巴胺受体激动剂;②B 型单胺氧化酶抑制剂司来吉兰,或加用维生素 E;③复方左旋多巴＋儿茶酚-氧位-甲基转移酶抑制剂;④金刚烷胺和/或抗胆碱能药:震颤明显而其他抗帕金森病药物效果不佳时,可试用抗胆碱能药;⑤复方左旋多巴:一般在①、②、④方案治疗效果不佳时加用。在某些患者,如果出现认知功能减退,或因特殊工作的需要,必须显著改善运动症状,复方左旋多巴也可作为首选。

(2)老年期(≥65 岁)患者或伴智力减退:首选复方左旋多巴,必要时可加用多巴胺受体激动剂、B 型单胺氧化酶抑制剂或甲基转移酶抑制剂。尽可能不用苯海索,尤其老年男性患者,除非有严重震颤,并明显影响患者的日常生活或工作能力时。

(四)治疗药物

1.抗胆碱能药

抑制乙酰胆碱的活力,可提高脑内多巴胺的效应和调整纹状体内的递质平衡,临床常用盐酸苯海索。对震颤和强直有效,对运动迟缓疗效较差,适于震颤明显年龄较轻的患者。常用 1～2 mg 口服,每天 3 次。该药改善症状短期效果较明显,但常见口干、便秘和视物模糊等不良反应,偶可见神经精神症状。闭角型青光眼及前列腺肥大患者禁用。中国指南建议苯海索由于有较多的不良反应,尽可能不用,尤其老年男性患者。

2.金刚烷胺

促进神经末梢多巴胺释放,阻止再摄取,可轻度改善少动、强直和震颤等。起始剂量 50 mg,每天 2～3 次,1 周后增至 100 mg,每天 2～3 次,一般不超过 300 mg/d,老年人不超过 200 mg/d。药效可维持数月至一年。不良反应较少,如不安、意识模糊、下肢网状青斑、踝部水肿和心律失常等,肾功能不全、癫痫、严重胃溃疡和肝病患者慎用,哺乳期妇女禁用。

3.左旋多巴及复方左旋多巴

帕金森病患者迟早要用到左旋多巴治疗。左旋多巴可透过血-脑屏障,被脑多巴胺能神经元摄取后脱羧变为多巴胺,改善症状,对震颤、强直、运动迟缓等运动症状均有效。由于 95％以上的左旋多巴在外周脱羧成为多巴胺,仅约 1％通过血-脑屏障进入脑内,为减少外周不良反应,增强疗效,多用左旋多巴与外周多巴脱羧酶抑制剂按 4∶1 制成的复方左旋多巴制剂,用量较左旋多巴减少 3/4。

(1)复方左旋多巴剂型:包括标准片、控释片、水溶片等。

标准片:多巴丝肼由左旋多巴与苄丝肼按 4∶1 组成,多巴丝肼 250 为左旋多巴 200 mg 加苄丝肼 50 mg,多巴丝肼 125 为左旋多巴 100 mg 加苄丝肼 25 mg;国产多巴丝肼胶囊成分与多巴丝肼相同。息宁 250 和 Sinemet 125 是由左旋多巴与卡比多巴按 4∶1 组成。

控释片:有多巴丝肼液体动力平衡系统和息宁控释片。①多巴丝肼-HBS:剂量为 125 mg,由左旋多巴 100 mg 加苄丝肼 25 mg 及适量特殊赋形剂组成。口服后药物在胃内停留时间较长,药物基质表面先形成水化层,通过弥散作用逐渐释放,在小肠 pH 较高的环境中逐渐被吸收。多种因素可影响药物的吸收,如药物溶解度、胃液与肠液的 pH、胃排空时间等。本品不应与抗酸药同时服用。②息宁控释片:左旋多巴 200 mg 加卡比多巴 50 mg,制剂中加用单层分子基质结构,药物不断溶释,达到缓释效果,口服后 120～150 分钟达到血浆峰值浓度;片中间有刻痕,可分为半片服用。

水溶片:弥散型多巴丝肼,剂量为 125 mg,由左旋多巴 100 mg 加苄丝肼 25 mg 组成。其特点是在水中易溶解,吸收迅速,很快达到治疗阈值浓度。

(2)用药时机:何时开始使用复方左旋多巴治疗尚有争议,长期用药会产生疗效减退、症状波动及异动症等运动并发症。一般应根据患者年龄、工作性质、症状类型等决定用药。年轻患者可适当推迟使用,患者因职业要求不得不用左旋多巴时应与其他药物合用,减少复方左旋多巴剂量。年老患者可早期选用左旋多巴,因发生运动并发症的机会较少,对合并用药耐受性差。

(3)用药方法:从小剂量开始,根据病情逐渐增量,用最低有效量维持。

标准片:复方左旋多巴开始用 62.5 mg(1/4 片),每天 2～4 次,根据需要逐渐增至 125 mg,每天 3～4 次;最大剂量一般不超过 250 mg,每天 3～4 次;空腹(餐前 1 小时或餐后 2 小时)用药疗效好。

控释片:优点是减少服药次数,有效血药浓度稳定,作用时间长,可控制症状波动;缺点是生物利用度较低,起效缓慢,标准片转换成为控释片时每天剂量应相应增加并提前服用;适用于症状波动或早期轻症患者。

水溶片:在水中易溶解,吸收迅速,10 分钟起效,作用维持时间与标准片相同,该剂型适用于有吞咽障碍或置鼻饲管、清晨运动不能、"开-关"现象和肌张力障碍患者。

(4)运动并发症及其他药物不良反应:主要有周围性和中枢性两类,前者为恶心、呕吐、低血压、心律失常(偶见);后者有症状波动、异动症和精神症状等。前者的不良反应可以通过小剂量开始逐渐增加剂量、餐后服药、加用多潘立酮等可避免或减轻上述症状。后者的不良反应都在长期用药后发生,一般经过 5 年治疗后,约 50% 的患者会出现症状波动或异动症等运动并发症。

4.多巴胺受体激动剂

多巴胺受体包括五种类型,D_1 受体和 D_2 受体亚型与帕金森病治疗关系密切。多巴胺受体激动剂可的作用:①直接刺激纹状体突触后多巴胺受体,不依赖于多巴脱羧酶将左旋多巴转化为多巴胺发挥效应;②血浆半衰期(较复方左旋多巴)长;③推测可持续而非波动性刺激多巴胺受体,预防或延迟运动并发症发生;帕金森病早期单用多巴胺受体激动剂有效,若与复方左旋多巴合用,可提高疗效,减少复方左旋多巴用量,且可减少或避免症状波动或异动症的发生。

(1)适应证:帕金森病后期患者用复方左旋多巴治疗会产生症状波动或异动症,加用多巴胺受体激动剂可减轻或消除症状。疾病后期黑质纹状体多巴胺能系统缺乏多巴脱羧酶,不能把外源性左旋多巴脱羧转化为多巴胺,用复方左旋多巴无效,用多巴胺受体激动剂可能有效。发病年龄小的早期患者可单独应用,应从小剂量开始,逐渐增加剂量至获得满意疗效。不良反应与复方左旋多巴相似,症状波动和异动症发生率低,直立性低血压和精神症状发生率较高。

(2)该类药物有两种类型。麦角类和非麦角类。目前大多推荐非麦角类多巴胺受体激动剂,尤其是年轻患者病程初期。这类长半衰期制剂能避免对纹状体突触后膜多巴胺受体产生"脉冲"样刺激,从而预防或减少运动并发症的发生。麦角类多巴胺受体激动剂可导致心脏瓣膜病和肺胸膜纤维化,多不主张使用。

(1)非麦角类:被运动障碍学会,以及我国帕金森病治疗指南推荐为一线治疗药物。①普拉克索:为新一代选择性 D_2、D_3 受体激动剂,开始0.125 mg,每天 3 次,每周增加 0.125 mg,逐渐增加剂量至 0.5~1.0 mg,每天 3 次,最大不超过4.5 mg/d;服用左旋多巴的帕金森病晚期患者加服普拉克索可改善左旋多巴不良反应,对震颤和抑郁有效。②罗匹尼罗:用于早期或进展期帕金森病,开始0.25 mg,每天3次,逐渐增加剂量至 2~4 mg,每天 3 次,症状波动和异动症发生率低,常见意识模糊、幻觉及直立性低血压。③吡贝地尔(泰舒达缓释片):为缓释型选择性 D_2、D_3 受体激动剂,对中脑-皮质和边缘叶通路 D_3 受体有激动效应,改善震颤作用明显,对强直和少动也有作用;初始剂量 50 mg,每天1次,第 2 周增至50 mg,每天 2 次,有效剂量150 mg/d,分 3 次口服,最大不超过 250 mg/d。④罗替戈汀:为一种透皮贴剂,有 4.5 mg/10 cm², 8 mg/20 cm², 13.5 mg/30 cm², 18 mg/40 cm² 等规格;早期使用 4.5 mg/10 cm²，以后视病情发展及治疗反应可增加剂量，均每天 1 贴；治疗帕金森病优势为可连续、持续释放药物，消除首关效应，提供稳态血药水平，避免对多巴胺受体脉冲式刺激，减少口服药治疗突然"中断"状态，减少服左旋多巴等药物易引起运动波动、"开-关"现象等。⑤阿扑吗啡：为 D₁ 和 D₂ 受体激动剂，可显著减少"关期"状态，对症状波动，尤其"开-关"现象和肌张力障碍疗效明显，采取笔式注射法给药后 5～15 分钟起效，有效作用时间 60 分钟，每次给药 0.5～2 mg，每天可用多次，便携式微泵皮下持续灌注可使患者每天保持良好运动功能；也可经鼻腔给药。

（2）麦角类。①溴隐亭：D₂ 受体激动剂，开始 0.625 mg/d，每隔 3～5 天增加 0.625 mg，通常治疗剂量 7.5～15 mg/d，分 3 次口服；不良反应与左旋多巴类似，错觉和幻觉常见，精神疾病病史患者禁用，相对禁忌证包括近期心肌梗死、严重周围血管病和活动性消化性溃疡等。②α-二氢麦角隐亭：2.5 mg，每天 2 次，每隔 5 天增加 2.5 mg，有效剂量30～50 mg/d，分 3 次口服。上述四种药物之间的参考剂量转换为：吡贝地尔：普拉克索：溴隐亭：α-二氢麦角隐亭为100∶1∶10∶60。③卡麦角林：是所有多巴胺受体激动剂中半衰期最长（70 小时），作用时间最长，适用于帕金森病后期长期应用复方左旋多巴产生症状波动和异动症的患者，有效剂量2～10 mg/d，平均4 mg/d，只需每天 1 次，较方便。④利舒脲：具有较强的选择性 D₂ 受体激动作用，对 D₁ 受体作用很弱。按作用剂量比，其作用较溴隐亭强 10～20 倍，但作用时间短于溴隐亭；其半衰期短（平均 2.2 小时），该药为水溶性，可静脉或皮下输注泵应用，主要用于因复方左旋多巴治疗出现明显的"开-关"现象者；治疗须从小剂量开始，0.05～0.1 mg/d，逐渐增量，平均有效剂量为 2.4～4.8 mg/d。

5.B 型单胺氧化酶抑制剂

抑制神经元内多巴胺分解，增加脑内多巴胺含量。合用复方左旋多巴有协同作用，减少左旋多巴约 1/4 用量，延缓"开-关"现象。B 型单胺氧化酶抑制剂中的司来吉兰 2.5～5 mg，每天 2 次，因可引起失眠，不宜傍晚服用。不良反应有口干、胃纳少和直立性低血压等，胃溃疡患者慎用。该药可与左旋多巴合用，也可单独应用，可缓解帕金森病症状，也可能有神经保护作用。第二代 B 型单胺氧化酶抑制剂雷沙吉兰已投入临床应用，其作用优于第 1 代司来吉兰 5～10 倍，对各期帕金森病患者症状均有改善作用，也可能有神经保护作用；其代谢产物为一种无活性非苯丙胺物质 Aminoindan，安全性较第 1 代 B 型单胺氧化酶抑制剂好。唑尼沙胺原为抗癫痫药，偶然发现应用唑尼沙胺 300 mg/d 有效控制癫痫的同时,也显著改善帕金森病症状,抗帕金森病机制证实为抑制 B 型单胺氧化酶活性。

6.儿茶酚-氧位-甲基转移酶抑制剂

甲基转移酶是由脑胶质细胞分泌参与多巴胺分解酶之一。甲基转移酶抑制剂通过抑制脑内、脑外甲基转移酶活性,提高左旋多巴生物利用度,显著改善左旋多巴疗效。甲基转移酶抑制剂本身不会对中枢神经系统产生影响,在外周主要阻止左旋多巴被甲基转移酶催化降解成 3-氧甲基多巴。须与复方左旋多巴合用,单独使用无效,用药次数一般与复方左旋多巴次数相同。主要用于中晚期帕金森病患者的剂量末期现象、"开-关"现象等症状波动的治疗,可使"关"期时限缩短,"开"期时限增加,也推荐用于早期帕金森病患者初始治疗,希望通过持续多巴胺能刺激,以推迟出现症状波动等运动并发症,但尚有待进一步研究证实。①恩他卡朋:也名珂丹,是周围甲基转移酶抑制剂,100~200 mg 口服;可提高中枢神经系统对血浆左旋多巴利用,提高血药浓度,增强左旋多巴疗效,减少临床用量。该药耐受性良好,主要不良反应是胃肠道症状,尿色变浅,但无严重肝功能损害报道。②托卡朋:100~200 mg,口服,该药是治疗帕金森病安全有效的辅助药物。不良反应有腹泻、意识模糊、转氨酶升高,偶有急性重症肝炎报道,应注意肝脏毒副作用,用药期间须监测肝功能。

7.腺苷 A_{2A} 受体阻断剂

腺苷 A_{2A} 受体在基底核选择性表达,与运动行为有关。多项证据表明,阻断腺苷 A_{2A} 受体能够减轻多巴胺能神经元的退变。

伊曲茶碱是一种新型腺苷 A_{2A} 受体阻断剂,可明显延长帕金森病患者"开期"症状,缩短"关期",具有良好安全性和耐受性,临床上已用于帕金森病治疗。

(五)治疗策略

1.早期帕金森病治疗(Hoehn&Yahr Ⅰ～Ⅱ级)

疾病早期若病情未对患者造成心理或生理影响,应鼓励患者坚持工作,参与社会活动和医学体疗(关节活动、步行、平衡及语言锻炼、面部表情肌操练、打太极拳等),可暂缓用药。若疾病影响患者的日常生活和工作能力,应开始症状性治疗。

2.中期帕金森病治疗(Hoehn&Yahr Ⅲ级)

若在早期阶段首选多巴胺受体激动剂、司来吉兰或金刚烷胺/抗胆碱能药治疗的患者,发展至中期阶段时症状改善往往已不明显,此时应添加复方左旋多巴治疗;若在早期阶段首选小剂量复方左旋多巴治疗患者,然后应适当增加剂量,或添加多巴胺受体激动剂、司来吉兰或金刚烷胺,或甲基转移酶抑制剂。

3.晚期帕金森病治疗(Hoehn&Yahr Ⅳ～Ⅴ级)

晚期帕金森病临床表现极复杂,包括疾病本身进展,也有药物不良反应因素。晚期患者治疗,一方面继续力求改善运动症状,另一方面需处理伴发的运动并发症和非运动症状。

(六)运动并发症治疗

运动并发症,如症状波动和异动症是晚期帕金森病患者治疗中最棘手的问题,包括药物剂量、用法等治疗方案调整及手术治疗(主要是脑深部电刺激术)。

1.症状波动的治疗

症状波动有3种形式。

(1)疗效减退或剂量末期恶化:指每次用药的有效作用时间缩短,症状随血药浓度发生规律性波动,可增加每天服药次数或增加每次服药剂量或改用缓释剂,也可加用其他辅助药物。

(2)"开-关"现象:指症状在突然缓解("开期")与加重("关期")之间波动,开期常伴异动症;多见于病情严重者,发生机制不详,与服药时间、血药浓度无关;处理困难,可试用多巴胺受体激动剂。

(3)冻结现象:患者行动踌躇,可发生于任何动作,突出表现是步态冻结,推测是情绪激动使细胞过度活动,增加去甲肾上腺素能介质输出所致;如冻结现象发生在复方左旋多巴剂量末期,伴帕金森病其他体征,增加复方左旋多巴单次剂量可使症状改善;如发生在"开期",减少复方左旋多巴剂量,加用 B 型单胺氧化酶抑制剂或多巴胺受体激动剂或许有效,部分患者经过特殊技巧训练也可改善。

2.异动症的治疗

异动症又称为运动障碍,常表现舞蹈-手足徐动症样、肌张力障碍样动作,可累及头面部、四肢及躯干。

异动症常见的3种形式。①剂峰异动症或改善-异动症-改善:常出现在血药浓度高峰期(用药1～2小时),与用药过量或多巴胺受体超敏有关,减少复方左旋多巴单次剂量可减轻异动症,晚期患者治疗窗较窄,减少剂量虽有利于控制异动症,但患者往往不能进入"开期",故减少复方左旋多巴剂量时需加用多巴胺受体激动剂。②双相异动症或异动症-改善-异动症:剂量峰期和剂量末期均可出现,机制不清,治疗困难,可尝试增加复方左旋多巴每次剂量或服药次数,或加用多巴胺受体激动剂。③肌张力障碍:常表现足或小腿痛性痉挛,多发生于清晨服药前,可睡前服用复方左旋多巴控释剂或长效多巴胺受体激动剂,或起床前服用弥散型多巴丝肼或标准片;发生于剂量末期或剂量峰期的肌张力障碍可相应增减复方左旋多巴用量。

不常见的异动症也有3种形式。①反常动作:可能由于情绪激动使神经细胞产生或释放多巴胺引起少动现象短暂性消失;②少动危象:患者较长时间不能动,与情绪改变无关,是帕金森病严重的少动类型,可能由于纹状体多巴胺释放耗竭所致;③出没现象:表现出没无常的少动,与服药时间无关。

(七)非运动症状的治疗

帕金森病的非运动症状主要包括精神障碍、自主神经功能紊乱、感觉障碍等。

1.精神障碍的治疗

帕金森病患者的精神症状表现形式多种多样,如生动梦境、抑郁、焦虑、错觉、幻觉、欣快、轻躁狂、精神错乱及意识模糊等。治疗原则是:首先考虑依次逐减或停用抗胆碱能药、金刚烷胺、多巴胺受体激动剂、司来吉兰等抗帕金森病药物。若采取以上措施患者仍有症状,可将复方左旋多巴逐步减量。经药物调整无效的严重幻觉、精神错乱、意识模糊可加用非经典抗精神疾病药如氯氮平、喹硫平。氯氮平被B级推荐,可减轻意识模糊和精神障碍,不阻断多巴胺能药效,可改善异动症,但需定期监测粒细胞;喹硫平被C级推荐,不影响粒细胞数;奥氮平不推荐用于帕金森病精神症状治疗(B级推荐)。抑郁、焦虑、痴呆等可为疾病本身表现,用药不当可能加重。精神症状常随运动症状波动,"关期"出现抑郁、焦虑,"开期"伴欣快、轻躁狂,改善运动症状常使这些症状缓解。较重的抑郁症、焦虑症可用5-羟色胺再摄取抑制剂。对认知障碍和痴呆可应用胆碱酯酶抑制剂,如石杉碱甲、多奈哌齐、利斯的明或加兰他敏。

2.自主神经功能障碍治疗

自主神经功能障碍常见便秘、排尿障碍及直立性低血压等。便秘增加饮水量和高纤维含量食物对大部分患者有效,停用抗胆碱能药,必要时应用通便剂;排尿障碍患者需减少晚餐后摄水量,可试用奥昔布宁、莨菪碱等外周抗胆碱能药;直立性低血压患者应增加盐和水摄入量,睡眠时抬高头位,穿弹力裤,从卧位站起宜缓慢,α肾上腺素能激动剂米多君治疗有效。

3.睡眠障碍

较常见,主要为失眠和快速眼动期睡眠行为障碍,可应用镇静安眠药。失眠若与夜间帕金森病运动症状相关,睡前需加用复方左旋多巴控释片。若伴不宁腿综合征睡前加用多巴胺受体激动剂如普拉克索,或复方左旋多巴控释片。

九、手术及干细胞治疗

(1)中晚期帕金森病患者常不可避免地出现药物疗效减退及严重并发症,通过系统的药物调整无法解决时可考虑选择性手术治疗。苍白球损毁术的远期疗效不尽如人意,可能有不可预测的并发症,临床已很少施行。

目前,推荐深部脑刺激疗法,优点是定位准确、损伤范围小、并发症少、安全性高和疗效持久等,缺点是费用昂贵。适应证为:①原发性帕金森病,病程 5 年以上;②服用复方左旋多巴曾有良好疗效,目前疗效明显下降或出现严重的运动波动或异动症,影响生活质量;③除外痴呆和严重的精神疾病。

(2)细胞移植:将自体肾上腺髓质或异体胚胎中脑黑质细胞移植到患者纹状体,纠正多巴胺递质缺乏,改善帕金森病运动症状,目前已很少采用。酪氨酸羟化酶、神经营养因子,如胶质细胞源性神经营养因子和脑源性神经营养因子基因治疗,以及干细胞,包括骨髓基质干细胞、神经干细胞、胚胎干细胞和诱导性潜能干细胞移植治疗在动物实验中显示出良好疗效,已进行少数临床试验也显示一定的疗效。随着基因治疗的目的基因越来越多,基因治疗与干细胞移植联合应用可能是将来发展的方向。

十、中医、康复及心理治疗

中药或针灸和康复治疗作为辅助手段对改善症状也可起到一定作用。对患者进行语言、进食、走路及各种日常生活训练和指导,日常生活帮助如设在房间和卫生间的扶手、防滑橡胶桌垫、大把手餐具等,可改善生活质量。适当运动如打太极拳等对改善运动症状和非运动症状可有一定的帮助。教育与心理疏导也是帕金森病治疗中不容忽视的辅助措施。

十一、预后

帕金森病是慢性进展性疾病,目前尚无根治方法。多数患者发病数年仍能继续工作,也可能较快进展而致残。疾病晚期可因严重肌强直和全身僵硬,终至卧床不起。死因常为肺炎、骨折等并发症。

第五节　肌张力障碍

肌张力障碍是主动肌和拮抗肌收缩不协调或过度收缩引起的以肌张力异常

动作和姿势为特征的运动障碍疾病。在锥体外系疾病中较为多见，仅次于帕金森病。按病因可分为特发性和继发性；按肌张力障碍发生部位可分为局限性、节段性、偏身性和全身性；按起病年龄可分为儿童型、少年型和成年型。

一、病因及发病机制

特发性扭转性肌张力障碍迄今病因不明，可能与遗传有关，可为常染色体显性（30%～40%外显率）、常染色体隐性或 X 连锁隐性遗传，显性遗传的缺损基因 DYT₁ 已定位于 9 号常染色体长臂 9q32-34，编码一种三磷酸腺苷结合蛋白扭转蛋白 A，有些患者可发生在散发基础上。环境因素如创伤或过劳等可诱发特发性肌张力障碍基因携带者发病，如口-下颌肌张力障碍病前有面部或牙损伤史，一侧肢体过劳可诱发肌张力障碍（如书写痉挛、乐器演奏家痉挛、打字员痉挛和运动员肢体痉挛等）。

继发性肌张力障碍是由纹状体、丘脑、蓝斑、脑干网状结构等病变所致，如肝豆状核变性、核黄疸、神经节苷脂沉积症、苍白球黑质红核色素变性、进行性核上性麻痹、特发性基底节钙化、甲状旁腺功能低下、中毒、脑血管病变、脑外伤、脑炎、药物（左旋多巴、吩噻嗪类、丁酰苯类、甲氧氯普胺）诱发等。

二、病理

特发性扭转痉挛可见非特异性病理改变，包括壳核、丘脑及尾状核小神经元变性、基底节脂质及脂色素增多。继发性扭转痉挛病理学特征随原发病不同而异；痉挛性斜颈、Meige 综合征、书写痉挛和职业性痉挛等局限性肌张力障碍病理上无特异性改变。

三、临床类型及表现

（一）扭转痉挛

扭转痉挛是全身性扭转性肌张力障碍，以四肢、躯干或全身剧烈而不随意的扭转动作和姿势异常为特征。发作时肌张力增高。扭转痉挛中止后肌张力正常或减低，故也称变形性肌张力障碍。按病因可分为特发性和继发性两型。

1.特发性扭转性肌张力障碍

儿童期起病的肌张力障碍，通常有家族史，出生及发育史正常，多为特发性。症状常自一侧或两侧下肢开始，逐渐进展至广泛不自主扭转运动和姿势异常，导致严重功能障碍。

2.继发性扭转性肌张力障碍

成年期起病的肌张力障碍多为散发，可查到病因。症状常自上肢或躯干开始,约 20％的患者最终发展为全身性肌张力障碍,一般不发生严重致残。体检可见异常运动、姿势,如手臂过度旋前、屈腕、指伸直、腿伸直和足跖屈内翻,躯干过屈或过伸等,以躯干为轴扭转最具特征性;可出现扮鬼脸、痉挛性斜颈、睑痉挛、口-下颌肌张力障碍等,缺乏其他神经系统体征。

(二)局限性扭转性肌张力障碍

可为特发性扭转性肌张力障碍的某些特点孤立出现,如痉挛性斜颈、睑痉挛、口-下颌肌张力障碍、痉挛性发音困难(声带)和书写痉挛等。有家族史的患者可作为特发性扭转性肌张力障碍顿挫型,无家族史可代表成年发病型的局部表现,但成人发病的局限性肌张力障碍也可有家族性基础。为常染色体显性遗传,与 18p31 基因(DYT_7)突变有关。

1.痉挛性斜颈

痉挛性斜颈是胸锁乳突肌等颈部肌群阵发性不自主收缩引起颈部向一侧扭转,或阵发性倾斜,是锥体外系器质性疾病之一。少数痉挛性斜颈属精神性(心因性、癔症性)斜颈。

(1)本病可见于任何年龄组,但以中年人最为多见,女性多于男性。早期常为发作性,最终颈部持续地偏向一侧,一旦发病常持续终身,起病 18 个月内偶有自发缓解。药物治疗常不满意。

(2)起病多缓慢(癔症性斜颈例外),颈部深、浅肌群均可受累,但以一侧胸锁乳突肌和斜方肌受损症状较突出。患肌因痉挛收缩触诊有坚硬感,久之可发生肥大。

(3)一侧胸锁乳突肌受累,头颈偏转向健侧;双侧胸锁乳突肌病变,则头颈前屈;双侧斜方肌病变,则头后仰。症状可因情绪激动而加重,头部得到支持时可减轻,睡眠时消失。

(4)癔症性斜颈常在受精神刺激后突然起病,症状多变,经暗示治疗后可迅速好转。

2.Meige 综合征

主要累及眼肌和口、下颌肌肉,表现睑痉挛和口-下颌肌张力障碍,两者都可作为孤立的局限性肌张力障碍出现,为 Meige 综合征不完全型,如两者合并出现为完全型。

(1)睑痉挛表现不自主眼睑闭合,痉挛持续数秒至数分钟。多为双眼,少数由单眼起病逐渐波及双眼,精神紧张、阅读、注视时加重,讲话、唱歌、张口、咀嚼和笑时减轻,睡眠时消失。

(2)口-下颌肌张力障碍表现不自主张口闭口、撇嘴、咧嘴、噘嘴和缩拢口唇、伸舌和扭舌等。严重者可使下颌脱臼、牙齿磨损以致脱落、撕裂牙龈、咬掉舌和下唇、影响发声和吞咽等,讲话、咀嚼可触发痉挛,触摸下颌或压迫颌下部可减轻,睡眠时消失。

3.书写痉挛

执笔书写时手和前臂出现肌张力障碍姿势,表现握笔如握匕首、手臂僵硬、手腕屈曲、肘部不自主地向外弓形抬起、手掌面向侧面等,但做其他动作正常。本病也包括其他职业性痉挛如弹钢琴、打字,以及使用螺丝刀或餐刀等。药物治疗通常无效,让患者学会用另一只手完成这些任务是必要的。

4.手足徐动症

手足徐动症也称指痉症,指以肢体远端为主的缓慢、弯曲、蠕动样不自主运动,极缓慢的手足徐动也可导致姿势异常,需与扭转痉挛鉴别。前者不自主运动主要位于肢体远端,后者主要侵犯颈肌、躯干肌及四肢的近端肌,以躯干为轴的扭转或螺旋样运动是其特征。本病可见于多种疾病引起的脑损害,如基底节大理石样变性、脑炎、产后窒息、早产、核黄疸、肝豆状核变性等。

四、诊断及鉴别诊断

(一)诊断

首先应确定患者是否为肌张力障碍,然后区分是特发性或继发性肌张力障碍。通常,前者的发病年龄较小,可有遗传家族史,除肌张力障碍外,常无其他锥体系或锥体外系受损的症状和体征。从病史的详细询问和体格检查及相关的辅助检查,如脑脊液、血和尿化验、神经影像,以及电生理学检查中未找到继发性脑和/或脊髓损害的证据,基因分析有助于确定诊断。继发性肌张力障碍与之相反,除发病年龄较大外,以局限性肌张力障碍多见,体格检查和辅助检查可发现许多继发的原因及脑、脊髓病理损害证据。常见肌张力障碍疾病临床特征见表 7-4。

(二)鉴别诊断

(1)面肌痉挛:常为一侧眼睑或面肌的短暂抽动,不伴口-下颌不自主运动,可与睑痉挛或口-下颌肌张力障碍区别。

(2)僵人综合征:需与肌张力障碍鉴别,前者表现为发作性躯干肌(颈脊旁肌和腹肌)及四肢近端肌僵硬和强直,明显限制患者主动运动,且常伴疼痛,在自然睡眠后肌僵硬完全消失,休息和肌肉放松时肌电图检查均出现持续运动单位电活动,不累及面肌和肢体远端肌。

表 7-4   常见肌张力障碍疾病临床特征鉴别要点

鉴别要点	扭转痉挛	Miege综合征	痉挛性斜颈	迟发性运动障碍
发病年龄及性别	儿童,成年男性多见	50岁以后,女多于男	青年、中年	服氟哌啶醇、氯丙嗪数年后,老年及女性多见
临床特征	面肌、颈肩肌、呼吸肌快速抽动,短促而频繁,具有刻板性	面肌眼睑肌、唇肌、舌肌、颈阔肌强直性痉挛	颈部肌肉的痉挛抽动、偏斜及伸屈	面肌、口肌、体轴肌、肢体肌的强直性痉挛
	紧张时加剧,安静时轻,入睡后消失	用手指触摸下颌减轻,行走、强光、阅读时加重,睡眠时消失	行动时加剧,平卧时减轻,入睡后消失,患肌坚硬肥大	随意运动,情绪紧张、激动时加重,睡眠中消失
	伴秽语者为秽语抽动症			
治疗	地西泮、氯硝西泮	氟哌啶醇	苯海索、左旋多巴	停服抗精神疾病药应缓慢
	小剂量氟哌啶醇	苯海索、左旋多巴	氟哌啶醇	利血平、氯硝西泮、氯氮平
	心理治疗	肉毒毒素局部注射	肉毒毒素局部注射手术治疗	

(3)颈部骨骼肌先天性异常所致先天性斜颈(患者年龄较小,是由颈椎先天缺如或融合、胸锁乳突肌血肿、炎性纤维化所致)、局部疼痛刺激引起的症状性斜颈及癔症性斜颈。需与痉挛性斜颈鉴别。

五、治疗

(一)特发性扭转性肌张力障碍

药物治疗可部分改善异常运动。

1.左旋多巴

对一种多巴反应性肌张力障碍有明显的效果,对其他类型的肌张力障碍也有一定的效果。

2.抗胆碱能药

大剂量的苯海索20 mg,口服,每天3次,可控制症状。

3.镇静剂

能有效地缓解扭转痉挛,并能降低肌张力,部分患者有效。地西泮5~10 mg或硝西泮5~7.5 mg,或氯硝西泮2~4 mg,口服,每天3次。

4.多巴胺受体阻滞剂

能有效地控制扭转痉挛和其他多动症状,但不能降低肌张力。氟哌啶醇

2～4 mg或硫必利0.1～0.2 g,口服,每天 3 次。继发性肌张力障碍者需同时治疗原发病。

(二)局限性肌张力障碍

(1)药物治疗基本同特发性扭转痉挛。

(2)肉毒毒素 A:局部注射是目前可行的最有效的疗法,产生数月的疗效,可重复注射。注射部位选择痉挛最严重的肌肉或肌电图显示明显异常放电的肌群,如痉挛性斜颈可选择胸锁乳突肌、颈夹肌、斜方肌等三对肌肉中的四块做多点注射;睑痉挛和口-下颌肌张力障碍分别选择眼裂周围皮下和口轮匝肌多点注射;书写痉挛注射受累肌肉有时会有帮助。剂量应个体化,通常在注射后 1 周开始显效,每疗程不超过8 周,疗效可维持 3～6 个月,3～4 个月可以重复注射。每疗程总量为 200 U 左右。其最常见的不良反应为下咽困难、颈部无力和注射点的局部疼痛。

(三)手术治疗

对重症患者和药物治疗无效的患者可采用手术治疗。主要手术方式包括副神经和上颈段神经根切断术,部分患者可缓解症状,但可复发;也可用立体定向丘脑腹外侧核损毁术或丘脑切除术,对偏侧肢体肌张力障碍可能有效。有些患者用苍白球脑深部电刺激术有效。

六、预后

约 1/3 的患者最终会发生严重残疾而被限制在轮椅或床上,儿童起病者更可能出现,另 1/3 的患者轻度受累。

第六节　肝豆状核变性

一、概述

肝豆状核变性又称 Wilson 病(WD),是以铜代谢障碍为特征的常染色体隐性遗传病。由于 WD 基因编码的蛋白(ATP7B 酶)突变,导致血清铜蓝蛋白合成不足及胆管排铜障碍,血清自由态铜增高,并在肝、脑、肾等器官沉积,出现相应的临床症状和体征。本病好发于青少年,临床表现为铜代谢障碍引起的肝硬化、基底节变性等多脏器病损。该病是全球性疾病,世界范围的患病率约为30/100万,我国的患病率及发病率远高于欧美。

二、临床表现

(一)肝症状

以肝病作为首发症状者占40％～50％,儿童患者约80％发生肝脏症状。肝脏受累程度和临床表现存在较大差异,部分患者表现为肝炎症状,如倦怠、乏力、食欲缺乏,或无症状的转氨酶持续增高;大多数患者表现为进行性肝大,继而进展为肝硬化、脾大、脾功能亢进,出现黄疸、腹水、食管静脉曲张及上消化道出血等;一些患儿表现为暴发性肝衰竭伴有肝铜释放入血而继发的Coomb阴性溶血性贫血。也有不少患者并无肝大,甚至肝缩小。

(二)神经系统症状

以神经系统症状为首发的患者占40％～59％,其平均发病年龄比以肝病首发者晚10年左右。铜在脑内的沉积部位主要是基底节区,故神经系统症状突出表现为锥体外系症状。最常见的症状是以单侧肢体为主的震颤,逐渐进展至四肢,震颤可为意向性、姿位性或几种形式的混合,振幅可细小或较粗大,也有不少患者出现扑翼样震颤。肌张力障碍常见,累及咽喉部肌肉可导致言语不清、语音低沉、吞咽困难和流涎;累及面部、颈部、背部和四肢肌肉引起动作缓慢僵硬、起步困难、肢体强直,甚至引起肢体和/或躯干变形。部分患者出现舞蹈样动作或指划动作。WD患者的少见症状是周围神经损害、括约肌功能障碍、感觉症状。

(三)精神症状

精神症状的发生率为10％～51％。最常见的为注意力分散,导致学习成绩下降、失学。其余还有:情感障碍,如暴躁、欣快、兴奋、淡漠、抑郁等;行为异常,如生活懒散、动作幼稚、偏执等;少数患者甚至自杀;还有幻觉、妄想等。极易被误诊为精神分裂症、躁狂抑郁症等精神疾病。

(四)眼部症状

具有诊断价值的是铜沉积于角膜后弹力层而形成的Kayser-Fleischer(K-F)环,呈黄棕色或黄绿色,以角膜上、下缘最为明显,宽1.3 mm左右,严重时呈完整的环形。应行裂隙灯检查予以肯定和早期发现。7岁以下患儿少见。

(五)肾症状

肾功能损害主要表现为肾小管重吸收障碍,出现血尿(或镜下血尿)、蛋白尿、肾性糖尿、氨基酸尿、磷酸盐尿、尿酸尿、高钙尿。部分患者还会发生肾钙质沉积症和肾小管性酸中毒。持续性氨基酸尿可见于无症状患者。

(六)血液系统症状

主要表现为急性溶血性贫血，推测可能与肝细胞破坏致铜离子大量释放入血，引起红细胞破裂有关。还有继发于脾功能亢进所致的血小板、粒细胞、红细胞计数减少，以鼻出血、齿龈出血、皮下出血为临床表现。

(七)骨骼肌肉症状

2/3 的患者出现骨质疏松，还有较常见的是骨及软骨变性、关节畸形、X 形腿或 O 形腿、病理性骨折、肾性佝偻病等。少数患者发生肌肉症状，主要表现为肌无力、肌痛、肌萎缩。

(八)其他

其他病变包括皮肤色素沉着、皮肤黝黑，以面部和四肢伸侧较为明显；鱼鳞癣、指甲变形。内分泌紊乱，如葡萄糖耐量异常、甲状腺功能低下、月经异常、流产等。少数患者可发生急性心律失常。

三、诊断要点

(一)诊断

任何患者，特别是 40 岁以下者发现有下列情况应怀疑 WD，须进一步检查。

(1)其他病因不能解释的肝脏疾病、持续血转氨酶增高、持续性氨基酸尿、急性重型肝炎合并溶血性贫血。

(2)其他病因不能解释的神经系统疾病，特别是锥体外系疾病、精神障碍。

(3)家族史中有相同或类似疾病的患者，特别是先证者的近亲，如同胞、堂或姨兄弟姐妹等。

(二)鉴别诊断

对疑似患者应进行下列检查，以排除或肯定 WD 的诊断。

1.实验室检查

对所有疑似患者都应进行下列检查。

(1)血清铜蓝蛋白(ceruloplasmin，CP)：CP 降低是诊断 WD 的重要依据之一。成人 CP 正常值为270～370 mg/L(27～37 mg/dL)，新生儿的血清 CP 为成人的 1/5，此后逐年增长，至3～6 岁时达到成人水平。96%～98% 的 WD 患者 CP 降低，其中 90% 以上显著降低(0.08 g/L 以下)，甚至为零。杂合子的 CP 值多在 0.10～0.23 g/L,但 CP 正常不能排除该病的诊断。

(2)尿铜:尿铜增高也是诊断 WD 的重要依据之一。正常人每天尿铜排泄量为 0.047～0.55 μmol/24 h(3～35 μg/24 h)。未经治疗的 WD 患者尿排铜量可略高于正常人甚至达正常人的数倍至数十倍,少数患者也可正常。

(3)肝铜量:肝铜测定是诊断 WD 最重要的生化证据,但肝穿为创伤性检查,目前尚不能作为常规的检测手段。

(4)血清铜:正常成人血清铜为 11～22 μmol/L(70～140 μg/dL),90% 的 WD 患者血清铜降低,低于 9.4 μmol/L(60 μg/dL)有诊断价值。须注意,肾病综合征、严重营养不良和失蛋白肠病也出现血清铜降低。

2.影像学检查

颅脑 CT 多显示双侧对称的基底节区、丘脑密度减低,多伴有不同程度的脑萎缩。MRI 多于基底节、丘脑、脑干等处出现长 T_1、长 T_2 异常信号,约 34% 伴有轻至中度脑萎缩,以神经症状为主的患者 CT 及 MRI 的异常率显著高于以肝症状为主的 WD 患者。影像学检查虽无定性价值,但有定位及排除诊断的价值。

(三)诊断标准

(1)肝肾病史:肝肾病征和/或锥体外系病征。

(2)铜生化异常:主要是 CP 显著降低(<0.08 g/L);肝铜增高(237.6 μg/g 肝干重);血清铜降低(<9.4 μmol/L);24 小时尿铜增高(>1.57 μmol/24 h)。

(3)角膜 K-F 环阳性。

(4)阳性家族史。

(5)基因诊断。

符合(1)、(2)、(3)或(1)、(2)、(4)可确诊 WD;符合(1)、(3)、(4)而 CP 正常或略低者为不典型 WD(此种情况少见);符合上述 1～4 条中的 2 条,很可能是 WD(若符合 2、4 可能为症状前患者),此时可参考脑 MRI 改变、肝脏病理改变、四肢骨关节改变等。

基因诊断虽然是金标准,但因 WD 的突变已有 200 余种,因此基因检测目前仍不能作为常规检测方法。

四、治疗方案及原则

(一)治疗目的

(1)排除积聚在体内组织过多的铜。

(2)减少铜的吸收,防止铜在体内再次积聚。

（3）对症治疗，减轻症状，减少畸形的发生。

(二)治疗原则

1.早期和症状前治疗

越早治疗越能减轻或延缓病情发展，尤其是症状前患者。同时应强调本病是唯一能有效治疗的疾病，但也应坚持终身治疗。

2.药物治疗

（1）螯合剂。①右旋青霉胺（D-penicillamine，商品名 cuprimine、depen）：是首选的排铜药物，尤其是以肝脏症状为主者。以神经症状为主的患者服用青霉胺后 1～3 个月症状可能恶化，而且有37%～50%的患者症状会加重，且其中又有 50% 不能逆转。使用前需行青霉素皮试，阴性者方可使用。青霉胺用作开始治疗时剂量为 15～25 mg/kg，宜从小剂量开始，逐渐加量至治疗剂量。然后根据临床表现和实验室检查指标决定逐渐减量至理想的长期维持剂量。本药应在进餐前 2 小时服用。青霉胺促进尿排铜效果肯定，10%～30%的患者发生不良反应。青霉胺的不良反应较多，如发热、皮疹、胃肠道症状、多发性肌炎、肾病、粒细胞减少、血小板计数降低、维生素 B_6 缺乏、自身免疫性疾病（类风湿性关节炎和重症肌无力等）。补充维生素 B_6 对预防一些不良反应有益。②曲恩汀或三乙撑四胺双盐酸盐：本药排铜效果不如青霉胺，但不良反应低于青霉胺。250 mg，每天 4 次，于餐前 1 小时或餐后 2 小时服用。本药最适合用于不能使用青霉胺的 WD 患者。但国内暂无供应。③其他排铜药物：包括二巯基丙醇（BAL，因不良反应大已少用）、二巯基丁二酸钠（Na-DMS）、二巯基丁二酸胶囊、二巯基丙磺酸钠（DMPS）等重金属离子螯合剂。

（2）阻止肠道对铜吸收和促进排铜的药物。①锌制剂：锌制剂的排铜效果低于和慢于青霉胺，但不良反应小，是用于 WD 维持治疗和症状前患者治疗的首选药物；也可作为其他排铜药物的辅助治疗。常用的锌剂有硫酸锌、醋酸锌、甘草锌、葡萄糖酸锌等。锌剂应饭后服药，不良反应有胃肠道刺激、口唇及四肢麻木、烧灼感。锌剂（以醋酸锌为代表）的致畸作用被美国食品和药品监督管理局定为 A 级，即无风险。②四硫钼酸胺：该药能在肠道内与蛋白和铜形成复合体排出体外，可替代青霉胺用作开始驱铜治疗，但国内无此药。

（3）对症治疗：非常重要，应积极进行。神经系统症状，特别是锥体外系症状、精神症状、肝病、肾病、血液和其他器官的病损，应给予相应的对症治疗。脾大合并脾功能亢进者，特别是引起血液 3 种系统都降低的患者应行脾切除手术；对晚期肝衰竭患者肝移植是唯一有效的治疗手段。

3.低铜饮食治疗

避免摄入高铜食物,如贝类、虾蟹、动物内脏和血、豆类、坚果类、巧克力、咖啡等,勿用铜制炊具;可给予高氨基酸或高蛋白饮食。

第七节　进行性核上性麻痹

进行性核上性麻痹(progressive supranuclear palsy,PSP)又称 Steele-Richardson-Olszewski 综合征,是黑质致密部多巴胺能神经元和网状部 γ-氨基丁酸能神经元均严重受损导致的运动障碍疾病。

一、诊断依据

(一)临床表现

该病平均发病年龄为 55～70 岁,起病隐匿,男性稍多于女性。首发症状常为步态不稳和平衡障碍,常有跌倒。其次构音障碍,多为假性延髓性麻痹所致。患者可出现强直、少动和面肌张力增高,使面部出现皱褶,表现为"惊奇"表情。

该病的典型表现是下视麻痹,对 PSP 的诊断具有特异性。大约 1/3 的患者有视物模糊、复视和眼部不适感。疾病初期眼球下视受限,出现双眼会聚不能和垂直眼震,检查眼球运动时出现齿轮样或跳跃式,眼球活动受限,眼球不自主固定注视某一点。

多数患者出现双侧较为对称的帕金森症状和运动障碍,而颈部肌张力异常出现颈部过伸位则是 PSP 的常见症状。患者还经常出现眼睑痉挛,同时伴或不伴眼睑失用。约半数的患者出现智能障碍。症状和体征呈慢性渐进性加重。

(二)辅助检查

头部 MRI 扫描显示中脑萎缩及 T_2 加权像脑干被盖和顶盖弥漫性高信号,而帕金森病和纹状体黑质变性患者均未见到类似改变。正电子发射断层显像显示额叶皮质葡萄糖代谢率降低、纹状体 D_2 受体密度减少。但目前无确定的特征性改变。

(三)诊断标准及鉴别诊断

病史和体检结果对于 PSP 的临床诊断相当重要,但该病患者主诉的症状演变常缺乏系统性,而且症状多叠加在一起,早期诊断很困难。本病主要需与帕金森综合征、帕金森叠加综合征相鉴别。确诊需依据神经病理检查。临床诊断标准如下。

1.可能是 PSP 必备指标

发病年龄≥40 岁,进行性加重。①垂直性核上性眼肌麻痹;②上下视变慢及发病 1 年内出现明显的步态紊乱伴跌倒。③具备①、②两项中的一项且不存在能解释上述症状的其他疾病。

2.基本是 PSP 必备指标

发病年龄≥40 岁,慢性进行性加重。垂直性或核上性眼肌麻痹和发病 1 年内出现明显的步态紊乱伴跌倒。不存在能解释上述症状的其他疾病。

3.确诊是 PSP 必备指标

临床上诊断可能是或基本是 PSP 者,经组织病理学检查证实符合典型病理改变。

二、治疗

无特殊治疗方法。PSP 涉及多种神经递质系统受损,采用神经递质替代疗法是临床治疗的基础。胆碱酯酶抑制药、毒扁豆碱、乙酰胆碱增强剂等未见明显疗效。有临床研究指出左旋多巴/卡比多巴、金刚烷胺及阿米替林对该病有效。结果表明小剂量阿米替林(10～40 mg,每天 2 次)可以改善 PSP 患者的运动障碍等症状,但药物剂量的使用应个体化,单药应用比联合应用不良反应更小。也有学者认为联合服用左旋多巴和 5-羟色胺受体拮抗剂有助于改善患者对左旋多巴治疗的效果。

三、预后

经尸检证实该病平均存活时间是 5～6.7 年,经临床诊断的患者中,平均存活 5.9～6.9 年,主要死于肺炎。

参 考 文 献

[1] 张云书.神经系统疾病诊疗与康复[M].北京:科学技术文献出版社,2018.

[2] 丁新生.神经系统疾病诊断与治疗[M].北京:人民卫生出版社,2018.

[3] 程鹏飞.神经系统疾病诊疗概要[M].长春:吉林科学技术出版社,2018.

[4] 胡玉荣.神经系统疾病治疗实践[M].北京:科学技术文献出版社,2018.

[5] 高兆录.神经系统疾病临床诊疗进展[M].长春:吉林科学技术出版社,2018.

[6] 孙忠人,尹洪娜.神经系统疾病辨治思路与方法[M].北京:科学出版社,2018.

[7] 安德仲.神经系统疾病定位诊断 第4版[M].北京:人民卫生出版社,2018.

[8] 周宏.新编临床神经系统疾病的诊治[M].天津:天津科学技术出版社,2018.

[9] 邢长伟.神经系统疾病中西医结合特色诊疗技术[M].长春:吉林科学技术出版社,2018.

[10] 刘明.临床神经内科疾病诊疗[M].武汉:湖北科学技术出版社,2018.

[11] 张立霞,刘文婷,谢江波.神经内科疾病临床诊疗[M].天津:天津科学技术出版社,2018.

[12] 曾昭龙,陈文明.神经内科常见疾病诊断与治疗[M].郑州:河南科学技术出版社,2018.

[13] 李晖.临床常见神经外科疾病学[M].北京:科学技术文献出版社,2018.

[14] 孙瑞迅.神经外科疾病诊治学[M].武汉:湖北科学技术出版社,2018.

[15] 褚文静.现代神经系统疾病诊疗[M].北京:世界图书出版公司,2019.

[16] 李霞.临床神经内科疾病诊治学[M].昆明:云南科技出版社,2018.

[17] 侯斌.神经内科疾病诊疗与中医辨证[M].天津:天津科学技术出版社,2018.

[18] 诸旭.临床神经内科学[M].长春:吉林科学技术出版社,2018.

[19] 孟昭泉,刘厚林.神经系统疾病诊疗手册[M].北京:金盾出版社,2017.

[20] 何江涛.神经系统疾病诊断与治疗[M].长春:吉林科学技术出版社,2017.

[21] 张纯伟,赵军,孙建中.常见神经系统疾病诊疗与康复措施[M].北京:科学技术文献出版社,2017.

[22] 刘勇,姚娓.神经系统疾病中医临床诊治及康复[M].西安:西安交通大学出版社,2017.

[23] 张敬冉,黄青良,林凯胜.神经系统疾病诊疗新进展[M].天津:天津科学技术出版社,2017.

[24] 何慧君,王茸文.实用神经系统疾病诊疗技术[M].天津:天津科学技术出版社,2017.

[25] 冯小娥.中西医结合神经系统疾病治疗学[M].长春:吉林科学技术出版社,2017.

[26] 韩丽娜.现代神经内科疾病临床治疗学[M].长春:吉林科学技术出版社,2017.

[27] 李艳丽.临床神经内科疾病诊疗学[M].长春:吉林科学技术出版社,2017.

[28] 王国卿.现代神经疾病诊治与微创治疗[M].长春:吉林科学技术出版社,2017.

[29] 王璇.常见神经系统疾病诊疗[M].北京:中国纺织出版社有限公司,2019.

[30] 陈红霞.神经系统疾病诊疗学[M].昆明:云南科技出版社,2019.

[31] 王晓鹏.周围神经系统疾病诊治[M].天津:天津科学技术出版社,2019.

[32] 王爱玲.神经系统疾病的鉴别诊断[M].天津:天津科学技术出版社,2019.

[33] 田锦勇.临床神经系统疾病诊治[M].北京:中国纺织出版社,2019.

[34] 江毅.神经系统疾病诊断与防治[M].北京:科学技术文献出版社,2019.

[35] 王红雨.神经系统疾病诊疗学[M].长春:吉林大学出版社,2019.

[36] 杨弋.神经系统疾病临床评估新指标[J].中华医学信息导报,2017,32(22):13.

[37] 孙年怡,何宇,王文春,等.间断禁食对神经系统疾病防治作用的研究进展[J].中华中医药学刊,2018,36(1):74-79.

[38] 艾卫敏,左剑斌,王炜,等.免疫调控与中枢神经系统疾病[J].养生保健指南,2019,(50):274,62.

[39] 郑际伦.脑脊液检查对于神经系统疾病诊断的价值评价[J].医药前沿,2017,7(8):124-125.

[40] 李存江.认识神经系统疾病的复杂性提高诊治水平[J].北京医学,2017,39(5):443.